Fabián Ciarlotti

Ayurveda hoy
Enseñanzas milenarias desde la actualidad

EDICIONES Lea

Mandala de contratapa: Antahkarana Kala, "La mente en el tiempo".
Autora: Vaidya (Médica Ayurveda) Dra. María de Ezcurra
Mail: mariaayurveda@yahoo.com.ar

Ayurveda hoy
es editado por
EDICIONES LEA S.A.
Av. Dorrego 330 C1414CJQ
Ciudad de Buenos Aires, Argentina.
E-mail: info@edicioneslea.com
Web: www.edicioneslea.com

ISBN 978-987-634-975-8

Queda hecho el depósito que establece la Ley 11.723.

Primera edición. Impreso en Argentina.
Octubre de 2013. Printing Books.

Ciarlotti, Fabián
Ayurveda hoy : enseñanzas milenarias desde la actualidad . - 1a ed. - Buenos Aires : Ediciones Lea, 2013.
96 p. ; 23x15 cm. - (Alternativas; 54)

ISBN 978-987-634-975-8

1. Ayurveda. 2. Medicinas Alternativas. I. Título
CDD 615.53

Fabián Ciarlotti

Ayurveda hoy
Enseñanzas milenarias desde la actualidad

EDICIONES Lea

Introducción

Ayurveda Hoy no es la historia del Ayurveda sino más bien la traducción, desde la actualidad de las enseñanzas védicas. Recordamos al Ayurveda como la medicina de la India, cuyo significado es "sabiduría de vida" (*ayus:* "vida"; *veda :* "sabiduría, conocimiento"*).* No veremos la descripción de los biotipos o doshas o aspectos de la fisiología corporal o mental, sino un paso atrás, antes del pensamiento automático cotidiano.

Aprovechar las filosofías profundas védicas como las Upanishads, la Vedanta advatia, la Bhagavad Gita (recomiendo *Yoga y Vedanta* para el que quiera ampliar), nos llevan a un enfoque totalmente distinto. Otro diagnóstico de vida y de situación y por ende otro comportamiento o tratamiento ante la misma situación. Y esto sucede para cualquiera y en cualquier situación. No son pensamientos temporales, son hechos. Eso ocurre y ocurrió siempre, como por ejemplo las experiencias o emociones no digeridas por nuestra mente (llamadas *samskaras*) dejan huellas o improntas en la conciencia; esas huellas luego conllevan profundas programaciones en el comportamiento (*vasanas*) que pueden acaecer en esta u otras vidas.

La propuesta es la existencia en sí, más allá de la mente, los dioses, las religiones, e inclusive la supuesta espiritualidad.

Si uno vive aquí y ahora, no necesita nada de eso.

Entonces la idea es observar desde otro punto de vista; temas actuales como la educación, la religión, la física de la mente, su funcionamiento en y antes del pensamiento, todo permeado por las filosofías védicas con su entendimiento de los ciclos de la vida y de la mente, más allá del tiempo y espacio que uno vive.

El mandala de contratapa sobre el complejo mental llamado Antahkarana también es un símbolo antiquísimo de sanación y meditación que ha sido usado en el Tíbet, Japón, China durante miles de años. Este símbolo es un *mandala* (cerco, círculo) con un poder energético muy grande y es utilizado como *yantra* (instrumento de contemplación y liberación).

El símbolo en conjunto representa la idea de que estos componentes de la mente individual están interrelacionados y deben funcionar armónicamente para que avancemos en nuestro camino de evolución hacia la dimensión de la conciencia de pertenencia a la Unidad cósmica y del amor divino.

Sus tres brazos simbolizan las tres facultades de la mente individual: el intelecto, la mente y la conciencia unidos en el centro, que representa al ego.

Particularmente el Antahkarana de esta contratapa *Ayurveda Hoy,* nos sugiere la rueda del paso de la vida. El tiempo, la mente y el Ayurveda, ubicados en tiempo y espacio.

La conciencia, el espacio

El espacio cambia la historia.

Hay muchas definiciones actuales de la palabra conciencia (*chittam* en sánscrito) e inclusive muchos la diferencian de la palabra consciencia.

En principio, conciencia sería el conocimiento que se tiene de algo y consciencia, el conocimiento que se tiene de sí mismo y sus acciones. La sutil diferencia se va diluyendo y hoy podemos oír o leer que un accidentado pierde la conciencia y nadie dice o corrige nada.

Conciencia viene del latín *cum scientia* y significa *con conocimiento,* e implica varios procesos cognitivos interrelacionados; veamos algunas definiciones que hay por ahí de conciencia, sin entrar en polémica por la palabra en sí.

Conciencia

1. Propiedad del espíritu humano de reconocerse en sus atributos esenciales y en todas las modificaciones que en sí mismo experimenta.

2. Conocimiento interior del bien y del mal.

3. Conocimiento exacto y reflexivo de las cosas "actuar con plena conciencia".

4. Actividad mental a la que sólo puede tener acceso el propio sujeto.

5. Acto psíquico por el que un sujeto se percibe a sí mismo en el mundo.

6. Autoconocimiento, reflexión, discernimiento, ética, juicio y percepción.

Vemos rápidamente entonces que según la clasificación corriente podemos decir que conciencia es el registro de sí mismo y del mundo que nos rodea, registro de lo que realmente somos y de lo que nos ocurre, de nuestra identidad y de nuestro destino.

La conciencia (*chittam* según el Ayurveda) en realidad no es una herramienta como la mente o el intelecto, la conciencia es nuestro propio y real ser y expandirla significa tal vez cambiar lo que pensamos y sentimos.

La conciencia no tiene peso, aparece y se va. El pensamiento pesa (y mucho). Sin embargo la conciencia también es el asiento de las memorias, los karmas. Y las memorias, como los pensamientos, ocupan espacio.

El espacio está lleno de prana, energía, y todo lo que ocupe espacio no deja lugar a la energía. Así, si la mente está llena de culpas, cargos de conciencia, remordimientos, actos del pasado, pues no habrá lugar para esa energía o prana necesario para realizar algún cambio.

Y todas esas memorias ocupan lugar en la conciencia, no solo son autodestructivas y quitadoras de la energía o *prana*, sino totalmente en vano. Ya está, ya pasó, ya fue y no se puede hacer nada... sin embargo, si no es digerida la pensamos todo el tiempo, dejando una huella en la conciencia como veremos luego en karma. La mente genera el karma pero éste se aloja en la conciencia. Finalmente, esas memorias terminan trabajando y moldeando al pensamiento.

La memoria, el karma, las culpas... ocupan conciencia; se interponen en ella, la modifican, le quitan el prana sutil. La conciencia es el espacio del ser humano, la mente es el tiempo. Espacio y tiempo, conciencia y mente, silencio y pensamiento. Tanto el espacio del macrocosmos como el del microcosmos (o sea nosotros) están llenos de actividad bajo la oculta fisiología cuántica, patrones de información e inteligencia que cuanto más se lo estudia, más se aleja y menos se sabe.

Todo lo que existe está en el espacio, por lo tanto el espacio existe. Entonces inevitablemente estaría en otro espacio... ¿y así hasta el infinito? Cuantos, quarks, cuerdas, plegados, espacio... están formando cada átomo y materia del universo, de repente el vacío es el útero o génesis de lo atómico, lleno de información.

Aquello que se creía vacío no es más que un conglomerado de infinitas partículas de información que aparecen y desaparecen aparentemente sin dejar rastro o al menos aún hoy nadie pudo comprenderlas ni detectarlas.

Hasta hace poco el cielo o las estrellas estaban acá nomás y la física era solo atómica y predecible.

Cuanto más sabe, uno se da cuenta de cuanto menos sabe. "Solo sé que no sé nada" (*scio me nescire*) decía el genio de Sócrates, maestro de Platón y éste, a su vez, de Aristóteles.

La psicología Ayurveda es autoconocimiento y autotransformación, ya que una de las causas del sufrimiento humano depende de lo sometidos que estemos a las exigencias y deseos de nuestro ego. Nuestro intelecto en definitiva podría decirse que es lo que entra, lo que digerimos, lo que absorbemos y lo que sacamos. El estado de conciencia en que vivimos, es el resultado de nuestra propia voluntad. El mundo es como uno es, si uno es complicado pues todo se torna complicado; si uno es simple, la vida es simple.

En esta era moderna las comodidades y posibilidad de acceso a bienes materiales están muy aumentadas, sin embargo la vida individual es más tensa, superficial y desvalida.

Para cambiar el nivel de conciencia es necesaria una buena nutrición mental, tal cual sucede en el cuerpo físico con su alimentación de nutrientes.

La inteligencia alimenta a la conciencia. La conciencia alimenta a la inteligencia. La conciencia es llamada *chittam* o *chitta*, y como ocurre con las palabras sánscritas puede ser traducida de diferentes formas: quietud, mente, luminosidad, conciencia individual limitada. Su raíz es Chit, conciencia cósmica *ilimitada*, una instancia aún superior. En *chittam* también se ubican los arquetipos, la memoria entrelazada, lo atemporal, lo cuántico y el conocimiento directo. Veremos entonces ambas, primero un poco la conciencia y luego las memorias, tendencias e impresiones.

El autoconocimiento es la conciencia que precede a toda información, manifestación, enseñanza, posesiones, religiones u organizaciones.

La conciencia es el campo de movimiento en la mente, donde están las tendencias e impresiones que empujan a la mente, por medio de la cual ésta está continuamente pensando. Es también la fuerza motivadora detrás de las otras funciones de la mente, ya que el elemento aire posee una capacidad para el movimiento innata, el cambio y la transformación (para comprender este elemento aire, hay que verlo como viento o *vayu,* y además como prana, energía).

La conciencia es el saber cuántico sin el soporte físico de la estructura atómica de los neurotransmisores del cerebro. Pertenece a un estado relacionado con el alma y es una inteligencia mucho mayor que la de la mente y el intelecto humanos.

La conciencia es vivir el momento presente y solo viviendo el presente se puede liberar uno del pasado.

La conciencia, y seguimos definiéndola, no pasa por los pensamientos o la razón, sino que es un proceso que ocurre desde el interior, desde el Ser. La conciencia Chitta no está en el cerebro sino en el corazón, constituyendo el cuerpo causal con residuos kármicos.

La intuición (en sánscrito *prathiba*), por su lado, es mucho más que la mente y el intelecto, no se puede explicar ni razonar.

Es mucho más que el razonamiento. No llegó por mis pensamientos, apareció de golpe, como un salto. Atravesó sin dejarse tocar por mis precarios pensamientos como una realidad superior, como un atajo. La intuición va directo sin pasar por la mente, va limpia, sin condicionamientos, prejuicios o conjeturas. Aparece con la verdad directamente y cuando ella quiere, aunque si uno va tomando conciencia del tema, se da cuenta de que hasta se puede hablar con la intuición, con las coincidencias, con las telepatías..., ¡bah!, en realidad, son ellas las que nos hablan y es uno el que las escucha o no.

Intuición: "percepción rápida de la verdad sin que medie razonamiento alguno consciente". "Conocimiento brotado del interior." Idioma del alma y de la conciencia.

Hay tres niveles de pensamiento: instinto (mente pravritii o más animal), intelecto (mente prabudda o del pensamiento) e intuición (prathiba, mente adhyatma o la verdad suprema)

Entonces el instinto es más animal, el intelecto más humano y la intuición más sublime, más sutil. Primeramente debemos dejar que el intelecto se encargue y luego dejar que se filtre en la mente. El intelecto debe actuar como puente entre la mente y la conciencia.

Si la conciencia actúa el intelecto no es necesario. Cuando surge el saber, el pensamiento desaparece.

A lo largo de nuestra vida como seres humanos vamos desarrollando conciencia, aunque en realidad a lo que llamamos conciencia también es una forma de inconsciencia…

Esto significa que la conciencia no es fija, no permanece igual a sí misma sino que tenemos la posibilidad de profundizar en nuevas dimensiones de nuestro ser, de recorrer nuevos vínculos con la realidad.

El estado de conciencia en que vivimos es el resultado de nuestra propia voluntad. La ciencia sin conciencia nos ha dado la bomba atómica, la bomba nuclear, las armas químicas, armas de guerra, Napalm, venenos, etc. Hoy la ciencia es ciega y sin control, Laplace fue el primero en separar religión y ciencia. A partir de ahí la ciencia descartó la religión y la religión la ciencia. Veamos unas posibles consecuencias de ciencia aplicada con o sin conciencia:

Ciencia con conciencia	Ciencia sin conciencia
Radiografías	Bomba atómica
Resonancia nuclear magnética	Bombas nucleares
Aviones, barcos	Aviones nucleares, barcos de guerra
Antibióticos	Productos tóxicos
Vacunas (remedios, fitoterapia)	Drogas manipuladas (cocaína, crack)
Dominio del fuego	Napalm, lanzallamas
Instrumentos musicales	Instrumentos de tortura
Autos	Tanques
Satélites	Misiles
Internet	Hackers
Artefactos domésticos	Armas de fuego[1]

1 Muchas veces hemos visto que condecoran a uno si mata a otras personas (supuestamente enemigos) y cuantas más haya matado, más alta la condecoración.

La conciencia puede ser afectada por determinados tipos de vibraciones que resuenan con ella. Ceremonias, rituales con ritmos e instrumentos especiales, bailes, música, olores, mantras, plantas psicodélicas, llevan a la persona a distintos estados de conciencia.

De allí la vuelta al curandero, chamán o brujo, que atienden con criterios holísticos fomentando la autocuración por medio de ceremonias y ritos que influyen en la mente del paciente. Ellos tenían la capacidad (y digo "tenían", pues actualmente quedan muy pocos verdaderos chamanes) de entrar en un estado no ordinario de conciencia con objeto de tomar contacto con un mundo cósmico y atemporal en nombre de los miembros de su comunidad. Ellos sienten que la enfermedad es falta de armonía en el orden cósmico y trabajan con el subconsciente colectivo y social compartido con toda la comunidad. Los chamanes hablan de tres existencias: lo conocido, lo desconocido y lo incognoscible (lo que nunca podrá ser conocido) y es allí donde la intuición es la reina, el saber sin conocer. La visión chamánica del universo concibe a los seres humanos integrantes de un sistema ordenado, coincidiendo exactamente con la teoría moderna integral de la naturaleza. Sus terapias siguen un enfoque psicosomático, aplicando técnicas espirituales y mentales a las enfermedades físicas. Contrariamente al psicoanálisis, el chamán no trabaja con el subconsciente individual, sino con el colectivo y social compartido por todos.

Así Jung (discípulo de Freud) le puso nombre a esta existencia de un vínculo entre el individuo y la humanidad concebida como un todo, al que llamó inconsciente colectivo.

Ciertas drogas, la hiperventilación o híper respiración, el cansancio, la meditación e inclusive la flagelación y el dolor, también producen estados alterados de conciencia.

Los animales ven, escuchan y perciben cosas que nosotros no, y cuando un ser humano se encuentra en un estado elevado de conciencia, está en otra comunicación no sólo con el hombre sino con el resto de los animales, y estos lo perciben también. Donde no está la mente, todos nos encontramos en resonancia, en la misma onda, hay una unidad.

Los animales no son libres, no eligen, hacen. Nosotros tenemos el libre albedrío pues no somos perfectos como comunidad de animales, claro que podemos elegir, pero con nuestras limitaciones: dinero, estado físico, edad, mente, condicionamientos.

Conciencia es auto observación del yo. Intuición y reflexión (marana). Silencio y palabra, los dos polos. Conciencia y mente. Espacio y tiempo. El silencio es causa y consecuencia de la sabiduría de la palabra, luego se desarrolla una equivalencia entre vacío y sabiduría.

Cuando no hay pensamiento, no hay fronteras entre el observador y lo observado, *se está* en el presente, no se piensa en él pues para pensar se necesita espacio (que va junto al tiempo) y si se está en el presente, la mente ya no está allí; no puede alterar el pasado (psicoanálisis) ni predecir el futuro (astrología), sin embargo es lo que hace constantemente sin parar.

Lo natural: no hay que elegir. Elegimos cuando estamos confusos. Cuando uno cree que está libre eligiendo lo hace bajo un molde (ej: argentino, católico, porteño, con estos padres, con esta educación, con esta moral, etc). No es una cuestión de hacer, sino de ser. La conciencia no duda, ni elige. La conciencia sabe lo que hace.

El espacio

En el espacio (*akasha*) del macrocosmos están los depósitos del karma (registros akáshicos) de todo ser humano de todas las vidas.

En el espacio del microcosmos, o sea en nosotros, en nuestra conciencia, está nuestro karma. De esta y de todas las vidas.

Si bien el karma moldea la mente, el mismo se ubica en la conciencia, como un programador interno.

El karma es el principio o ley universal de acción y su reacción o consecuencia. Según la religión hindú el karma es la ley fundamental del Universo, como una generalización de la ley de la causa y efecto aplicado a todos los ámbitos o planos de la existencia.

El karma se refleja en nuestras tendencias e impresiones en la conciencia *(vasanas y samskaras).* Todo lo que pensamos (decimos y hacemos) nos será devuelto, en esta u otras vidas. Uno cosecha lo que siembra, decía también Jesús.

Karma no es una ley de venganza, sino de compensaciones. Con respecto a esa acción, Nisargadatta Maharaj dice: "El rumbo que tomen las cosas no está en tu poder, pero sí la motivación de tus actos". El resultado final estará muy sujeto a leyes kármicas, tanto de quien lo emite como de quien lo recibe. Newton decía que toda acción genera una reacción en sentido opuesto y de igual fuerza. De acuerdo con esta idea, nuestras acciones y pensamientos producirán karma y este karma se irá acumulando.

La palabra sánscrita *karman* deriva de la raíz verbal *kry* (*acción, hacer*) y se corresponde con el principio o ley universal de acción y su reacción o consecuencia.

El concepto de karma va unido al de reencarnación, o sea a la rueda de nacimientos y muertes que los hindúes llaman *samsara* (no confundir con samskara, impresión o surco mental).

Así como no recordamos vidas pasadas, tampoco recordamos los primeros años de nuestras vidas, y no por eso fueron inexistentes. Al morir los cuerpos físico y mental existe una fuerza vital de información vibracional que sobrevive a la muerte y pasa de cuerpo en cuerpo con sus modificaciones, hasta alcanzar la liberación o unión con el Yo Superior. Para el Ayurveda las enfermedades heredadas (*adibala pravritta*) son kármicas.

En la mayoría de las diferentes escuelas filosóficas de la India, el ciclo interminable de nacimiento, muerte y re-nacimiento se asume como un hecho irrefutable de la naturaleza. Muchas de esas creencias consideran la rueda del samsara negativamente, como una posición errónea de la que hay que escapar y volver al Yo Superior.

La mayor parte de la conciencia es inconsciente para la mente ordinaria. Sólo en la persona con desarrollo espiritual el campo de la conciencia está totalmente consciente. Según Krishnamurti, cuando la conciencia es iluminada podemos trascender las limitaciones.

El resultado de nuestra acción es llamado *karma phalam* (de *phala*: fruto), si la acción fue natural, correcta (*dhármica*) tendrá frutos positivos llamados *punyam,* mientras que con la mala acción (*adharma*) generará frutos negativos o *papam.* A su vez los frutos de esas acciones pueden ser inmediatos o mediatos (en esta u otras vidas, de ahí el concepto de malformaciones congénitas). Somos lo que hemos hecho y seremos lo que hagamos.

Nuestras acciones pueden reducir o aumentar el karma, dando así más o menos posibilidades a nuestros deseos de libertad. Así pues, dentro de esta forma de pensar, karma y libre albedrío conviven limitándose unos a otros.

Las impresiones mentales no indican determinismo pero sí inclinación, implicando una tendencia. El karma que generamos en esta vida nos permite corregir nuestro karma pasado y generar un nuevo destino. Es aquí donde tenemos el libre albedrío de elegir en qué dirección orientamos nuestra vida y sembrar nuestro futuro.

Los tipos de karma a su vez son:

- Karma sanchita (significa "acumulado"): el depósito de los frutos de la acción acumulados, ya sean buenos o malos.

- Karma prarabda (de la raíz prakk, "temprano", "antes", y arabda, "comenzado") la que traemos de vidas pasadas que nos dará nuestra familia, el país en que nacemos, nuestras vasanas y samskaras (dijimos tendencias e impresiones).

- Karma agami ("venidero") es la que estamos fabricando ahora, para ésta y otra vida (que pasará a llamarse prarabda). Las emociones nos gobiernan, ciegan al raciocinio y la conciencia. Las emociones negativas, si no son digeridas, acidifican la sangre a nivel corporal y dejan samskaras y vasanas a nivel mental.

Karma pasado y presente van juntos y luego se depositan en sanchita. Al reencarnar, traemos lo que dejamos en ese depósito sanchita, que nos inducirá a hacer el que estamos fabricando ahora.

A través del karma que generamos en esta vida, corregimos nuestro karma pasado y generamos un nuevo destino. Es aquí donde tenemos el libre albedrío de elegir en qué dirección orientamos nuestra vida, así como el modo en que sembramos nuestro futuro.

Las impresiones y tendencias de la conciencia (samskaras y vasanas) son en realidad memorias del inconsciente y están ligadas íntimamente con la filosofía del karma y la rueda de reencarnaciones (samsara).

La conciencia es el campo de las repetitivas acciones o pensamientos que trazan huellas y luego surcos en los cuales los pensamientos (y de ahí la palabra y la acción) caen y es difícil salir, transformándose así en nuestro profundo nivel de programación.

Más allá de la experiencia en sí, es como uno la enfrenta y le influye luego. O sea, la experiencia digerida no deja surco ni marcas, ellas son lo que son, aunque si falla su digestión uno las fija según gusto-rechazo (raga-dvesha) marcando impresiones (samskaras: *sam*: balance y krî; literalmente acción) que se fijan.

Samskara también es la aceptación de las creencias o ideas que uno se aferra como algo real. Estas creencias evolucionan a lo largo del tiempo y se convierten en características fijas en el individuo.

Por su parte los vasanas o tendencias pueden ser de dos tipos acorde al fruto obtenido: vasanas que causan esclavitud o *bandha hetu* o vasanas que sólo dan goce o *bhoga hetu.*

Estas impresiones mentales no indican determinismo pero sí inclinación, implicando una tendencia o actitud *(vasanas),* que al ser repetidas se hacen hábitos y moldean la conducta *(karma).*

Alguna paliza en la infancia, la muerte de un ser querido, quizás la separación de los padres a edad temprana, tal vez el alejamiento de alguno de ellos, alguna experiencia traumática en la escuela, algún episodio de vergüenza en público, un amor frustrado o una traición amorosa, un quebranto político, y así se puede seguir hasta el infinito.

Una sola de estas experiencias es suficiente para condicionar la conducta de una persona para toda la vida. En la vida de un niño hay decenas de experiencias que lo marcan y que pasan desapercibidas para los padres y aun para él mismo, porque ensayamos mecanismos de defensa para adaptarnos a cada situación traumática.

Otras veces, la muerte fue natural y serena, pero al igual que en nuestra vida presente, ocurrieron miles de incidentes que grabaron a fuego nuestro espíritu, tales como la esclavitud a manos de otros pueblos más poderosos, la persecución religiosa, la tortura, la impotencia frente a una catástrofe, la traición, la mentira, la infidelidad, la culpa, el abuso de poder, el abandono, la castración, el rechazo y miles de situaciones que no necesariamente terminaron con la muerte, pero donde el dolor psíquico fue mucho más intenso que el físico.

Samskaras son impresiones aferentes en la conciencia. Son activadores subliminares.

Vasanas son tendencias eferentes del comportamiento. Son semillas kármicas. Cuando los samskaras o impresiones se repiten, se fijan y se transforman de reacciones externas a condicionamientos internos o tendencias llamadas vasanas.

Los vasanas son tendencias del comportamiento: reaccionamos no acorde a lo que está sucediendo sino a lo que nuestra conciencia esta reviviendo. No vemos las cosas como son sino como somos. Los vasanas son el residuo de nuestras operaciones mentales, memorias que luego moldearán nuestro comportamiento desde un profundo nivel de programación.

La mente nace del karma y crea karma. El karma nace de la mente y crea mente.

La noción de Dharma o Sanatana Dharma es una de aquellas leyes (filosofías, escuelas, doctrinas) de las que no existe un equivalente exacto en Occidente, ya que parece imposible encontrar un término que la exprese claramente y bajo todos sus aspectos. En sánscrito, *Sana* significa "siempre", "eterno" y "perpetuo". El término *Sanatana* implica una idea de tiempo, es el eterno orden moral, el sustento de todas las creencias filosóficas. Se utiliza en casi todas las doctrinas y religiones de origen védico (las religiones dármicas), como el hinduismo (llamado por los hindúes *sanátan dharma*, la 'eterna religión'), el budismo, el jainismo y el sijismo. Santana Dharma son también las leyes universales de gravedad, biológicas, fisiológicas, mentales. Existe el dharma universal (*samanya*), el dharma de una raza, de un pueblo y el personal (*vishesha*). El dharma será acorde al lugar y a la época donde uno nace, al tipo de familia donde fue engendrado, la situación general, etc.

En el hinduismo, el *dharma* es la ley universal de la naturaleza, ley que se encuentra en cada individuo lo mismo que en todo el universo. A nivel cósmico esta ley se concibe manifestada por movimientos regulares y cíclicos.

La acción dhármica entonces es la más cercana a la naturaleza, que no pasa por el pensamiento de la mente sino por el intelecto o la sabiduría de la conciencia.

Para discernir qué es lo correcto, lo natural, lo dhármico de lo adhármico, está el intelecto. Karma Yoga habla precisamente de eso, del discernimiento en la acción; ya que, ubicados en tiempo y espacio, para muchos no se puede No actuar, entonces es mejor hacerlo, al menos, en su correcta vía: la del medio.

El dharma es la otra cara de la moneda del karma, así como la mente lo es del tiempo. Dharma es la acción correcta sin importar el resultado de las acciones.

La acción dhármica no genera karma, o lo genera pero con frutos positivos.

La mente, el tiempo

No es la bandera la que se mueve.
No es el viento que mueve la bandera.
Lo que se mueve es tu mente.
Zen

La mente es el pensamiento. Sin pensamientos, no hay mente. La conciencia es instantánea, el conocimiento es pensado.

En cuanto aparece el pensamiento, aparece el observador y el objeto observado. Ya hay división; ya no es María sino cómo yo veo a María.

Construimos a nuestro alrededor enormes estructuras nacionalistas, religiosas, científicas, sociales, morales, etc. y a través de ellas miramos la vida. Y cuanto más rígida e inflexible es una estructura, más frágil es y por ende se sufre más.

Según el Ayurveda el escuchar y reflexionar (*sravana* y *marana,*) es la clave de la transformación. La atención al ahora es la única realidad ya que el envejecimiento es el metabolismo del tiempo. El dolor nace del pensamiento, el amor no.

La mente (*manas*) es mucho más veloz que los sentidos, se da cuenta de la moto que está doblando en la esquina antes de que el ojo la vea, sabe lo que va a escuchar antes de que se lo digan. Por eso es menester distinguir el momento de la situación. La situación rodea y es mucho más que el momento.

Dice Osho que para conocer la existencia hay que ser existencial, no vivir en el medio de pensamientos ya que eso es vivir en el pasado o en el futuro, pero no en la existencia. No hay preguntas en la existencia. Simplemente se es, sin motivo.

La mente no es un órgano ni una entidad, sino tan sólo nuestros pensamientos; pensamientos que van tan rápido que nos parece que hay continuidad.

El hecho de estudiar profundamente la mente puede hacer de una persona un psicólogo, pero sigue enrollado en la mente. No se le puede ganar a la mente con la mente, la mente espiritual trasciende a la mente del pensamiento por ser devocional de la vida. Uno es lo que piensa que es y todo lo que somos es el resultado de lo que hemos pensado.

Los deseos también son un tipo de pensamiento y momento a momento son los que nos guían automáticamente. El deseo comienza cuando el pensamiento crea la imagen de lo deseado. ¿Es posible que el pensamiento no intervenga inmediatamente creando la imagen?

En sánscrito, *Kal* o *kala* quiere decir tiempo, también significa muerte. No es que uno mata el tiempo, sino que es el tiempo quien lo está matando a uno. La mente es limitada, pues su existencia pertenece solamente a una porción del tiempo y espacio. Como dice Rudolph

Steiner en un terrible sutra: *La percepción de algo lo da lo que yo piense de ello.*

La situación es que fuera del pensamiento nada pue-de caracterizar a la realidad como tal. La mente automatiza absolutamente todo en la vida: comer, caminar, trabajar... y lo hace tan eficientemente que convierte nuestras acciones en algo mecánico, al punto que ya no sentimos la gran mayoría de las acciones que hace nuestro cuerpo.

No estoy diciendo que la postura sea renunciar a la mente, sino tan sólo darle el lugar de herramienta que le corresponde.

Nadie piensa que tal vez los pensamientos puedan apoderarse de uno. Pero en verdad esto ocurre, ya que si bien se desarrollan en la mente, pueden tener vida y presencia propia sin nuestro control.

Algunos pensamientos y actitudes son tan repetitivos que los sabios hindúes dicen que terminan trazando una huella en la mente en la cual se cae inevitablemente (prejuicios, ira, adicciones). Una vez afuera de este surco hecho de repeticiones, podemos llegar a darnos cuenta de su existencia y prometernos nunca más volver a caer en él... promesa válida obviamente hasta la próxima caída. Mientras no se rellene ese surco volveremos a caer en él, el relleno está a cargo de la conciencia y el autoconocimiento.

Los pensamientos repetidos, la reacción, el cigarrillo, los comportamientos automáticos, la ira, son todos samskaras o huellas y al querer dejarlos se lucha contra el impulso de ir hacia esa misma ruta. Lo que ocurre es que nosotros no utilizamos la mente, sino que la mente nos utiliza a nosotros. La mente como amo es una déspota, pero como esclava una gran amiga, al igual que su contracara el tiempo.

El Ayurveda propone ir un paso más allá del pensamiento cotidiano y encontrar la solución en el Buddhi o intelecto. El corazón late lo mismo que la mente. Nuestras iras, peleas, miedos, envidias y rencores salen expulsados del corazón en cada átomo de nuestras células, a quienes enfermamos a continuación. La mente no acepta lo que es y una de las definiciones de inteligencia, simple y fuerte a la vez, es: la *capacidad de adaptación* (lo que es igual a *aceptación*, no confundir con sumisión o resignación...).

La mente nos ha dado tecnología y confort, pero se ha adueñado de nuestro verdadero ser, somos tan sólo nuestros pensamientos. Nos da alimento y placeres, pero no alegría *per sé,* sin nada a cambio.

Por encima de la mente e incluso por encima del corazón, está el Ser, el verdadero Yo, el atman hindú, el alma o como se la quiera llamar. El Ser es consciente, sencillo e inocente, sabe pero no piensa. La conciencia no duda ni tiene dualidad, todo lo contrario de la mente que pocas veces enfoca realmente en lo que hacemos (hablamos y no escuchamos, comemos viendo tele, manejando o hablando de negocios: mi cuerpo está acá, mi mente está allá y yo encima hago otra cosa).

La mente no está sola, está fundida energéticamente con el cuerpo, el pasado, el futuro, lo transpersonal, la memoria, el espíritu, el cosmos y, en definitiva, todo. El ser es la conciencia espiritual.

Experiencia viene del latín *experientia*: conocimiento que se adquiere gracias a la práctica y la observación; la experiencia es la madre de la ciencia y la concentración mental es el primer poder de la mente.

De allí parte la conciencia, el autocontrol, el autoconocimiento, la auto-observación, la autocorrección, todas herramientas para separarse de la mente. Todo parte del tratamiento de la situación; lo que importa no es el pensamiento elevado, sino lo que se hace con él.

No somos la mente ni el cuerpo, somos mucho más que eso. No estamos en nuestro cuerpo, sino que nuestro cuerpo está prestado en nosotros. Nuestra mente es muy volátil y volátil es el viento, que es su elemento; la mente no está en movimiento, *es* movimiento y si no hay movimiento, no hay mente ni pensamiento.

Nuestra realidad está acorde a donde nuestros pensamientos están dirigidos. El sufrimiento viene de los pensamientos. La emoción no es otra cosa que un pensamiento muy rápido y reactivo. Cabanis dice que el cerebro segrega pensamientos así como las glándulas salivares secretan saliva. Encima creemos que son verdad cada uno de nuestros pensamientos, los asimilamos corporalmente y creamos así un círculo vicioso. Desde ya que existen también los pensamientos positivos, la oración, el rezo, la palabra bien usada, espero que se interprete lo que quiero poner en palabras. Por su lado, las emociones son otra forma de pensamiento. Si uno observa profundamente se da cuenta de que todas las emociones vienen de la mente y uno se identifica con ellas, cuando en realidad vistas desde cierta distancia se vuelven apenas una actividad específica del complejo mental.

Las emociones son tan mentales como los pensamientos y esa es la razón por la cual uno puede volverse emocional con mucha facilidad. Las emociones impulsan a reaccionar y no a responder. La reacción es dominada por la otra persona, proviene de afuera y está condicionada. Las emociones son muchas veces la raíz de nuestras dolencias. La idea del pensamiento hindú no es controlar la ira sino transformarla. Controlar indica reprimir, pero no se trata de tener control sobre los sentidos, sino maestría en los sentidos. Construimos a nuestro alrededor enormes estructuras nacionalistas, religiosas, científicas, sociales. y a través de ellas miramos la vida.

Cuanto más rígida e inflexible es una estructura, más frágil es y se sufre más. El correcto escuchar es la clave de la transformación. La atención al ahora es la única realidad, en esa atención hay percepción pura, inteligencia llamada prajna (prajna aparadha es el error en el intelecto). Conocimiento-memoria-pensamiento-acción; en este círculo hemos vivido desde que existe el homo sapiens hasta ahora... El pensamiento ha creado al pensador.

El tiempo

El tiempo (*kala*) según la mente es lineal, empieza en el nacimiento y termina en la muerte *(kali)*; el tiempo animal es circular es el de las estaciones, otoño-invierno-primavera-verano y de nuevo el otoño. El tiempo en espiral es el de vida y la naturaleza, pues en sí mismo es circular pero a la vez es creciente. Cuando a veces estamos concentrados en algo (el fuego, la luna, algún trabajo lindo, el deporte) el tiempo se detiene, nosotros estamos totalmente en el objeto, sabemos todo lo que pasa, no necesitamos pensar ya que somos conscientes.

La memoria y la imaginación son procesos mentales y conforman el denominado tiempo. El tiempo es la mente en pasado y futuro, mientras que la vida es ahora. El único momento donde puede ocurrir un cambio es ahora, ni en el pasado ni empezando el lunes que viene.

Pensar es agregar tiempo lineal y ningún animal sabe de tiempo lineal, sino de estaciones cíclicas, pues carecen de mente. La mente con su tiempo y sus pensamientos.

El hombre es el único animal que sabe que se va a morir pues tiene mente, pero si esa certeza no es aceptada, acaba transformándose en un problema. Quien tiene miedo de morir también tiene miedo de vivir, ya que vivir y morir son inseparables, no existe lo dual.

La memoria es tiempo petrificado, el recuerdo del pasado es en sí mismo una experiencia presente, sé del pasado sólo en el presente y como parte de él. Sólo son recuerdos en una experiencia presente. Asimismo el futuro o la anticipación es un hecho presente. La totalidad del tiempo es aquí y ahora. El ahora no forma parte del pasado ni del futuro, está más allá del tiempo, es eterno. Este instante que estás leyendo esto, no forma parte del tiempo. Ahora sí, si lo estás pensando.

El psicoanálisis es el análisis de la mente y por lo tanto del tiempo. Podría ser llamado "cronoanálisis", pero ¿cómo analizar al movimiento? Cuando lo analizo ya se fue, está en otro lado, en otro momento. Estar aquí es ser y estar.

Analizar el tiempo es desnaturalizarlo, y esto es útil para la mente ya que la mente es el tiempo. Psicoanálisis y mente se llevan bien y hasta se autoabastecen, pero el intelecto profundo y la conciencia están más allá del psicoanálisis pues colapsan el tiempo.

Conocimiento-memoria-pensamiento-acción... en éste círculo hemos vivido desde que existe el homo sapiens hasta ahora. La aceptación y el discernimiento del intelecto de lo que es real llevan al individuo a vivir constantemente el presente. Ahora, *a hora*, sin hora.

El ahora sucede con la conciencia, sin la interpretación de la mente. Sin pensamiento ocurre el verdadero momento eterno, sin pasado ni futuro. Las memorias permean el pensamiento y por ende la acción. Para el ser humano, en el momento presente todo es posible y todo está abierto. En realidad el tiempo es sólo pasado y futuro, el presente está fuera del tiempo, es lo único y verdadero eterno.

El pasado ya fue, el futuro aún no es. Cuando la mente calla entonces el tiempo se detiene. En este momento sin pensar, ¿dónde están el pasado y el futuro? o ¿dónde están los problemas? En ninguna parte, sólo existe el momento presente, lo otro es una mera proyección mental. Así no hay tiempo, no hay muerte. Ser hijo del momento es ser inmortal.

Manejar el tiempo ayuda a manejar la mente, pues son lo mismo. Cuando festejamos el cumpleaños, ¿qué festejamos? ¿Que estamos más cerca de morir? Otra vez festejamos el tiempo, o sea la mente (día de la mujer, la secretaria, el animal y resto de tradiciones). Y tan metido tenemos esto del cumpleaños que parece una ofensa si alguien no nos saluda o directamente no le importa. Y encima, el que va a tu cumpleaños lleva regalos condicionados ("¿Cómo? ¿Regalaste lo que te di?", "¿No usás lo que te regalé?", "yo en el cumple pasado le regalé esto y él ahora me regala esto"...).

En vez de festejar el aniversario (¡un año!), habría que festejar el diario. Brindar y celebrar cada día pues ser feliz es una decisión que se festeja. El tiempo solamente es ahora, lo demás no existe. Somos el tiempo que tenemos ahora. Nosotros somos el tiempo. Resumir el pasado, imaginar el futuro. Ambas cosas suceden ahora.

El tiempo nunca se repite y nunca se acaba, en cada instante podemos renacer, recrearnos. El tiempo cambia todo.

Todo cambia, eso es lo único que no cambia. *Kala parinama* son los efectos del tiempo en el individuo (edad, clima, hora del día). Uno envejece cuando deja de crecer, no por la edad; la visión de la muerte es tan terrible pues el pensamiento termina en la célula, en la materia y en el tiempo. Hacerse viejo no es sinónimo de sabio, por eso se perdió el respeto al viejo. Si era un idiota de joven, de viejo será más idiota. Ni siquiera el conocimiento de cosas y datos le quedaron al viejo como patrimonio, ahora con Internet. Es diferente ser viejo a maestro de vida, ya sea como padre, amigo, instructor, etc. Aquel que dice yo hace 30 años hago esto, como si el tiempo indicara que lo está haciendo bien... Puede estar hace 30 años dando una mala clase, operando mal o siendo un mal policía; lo cual es aún peor.

Muchos viejos no toleran el cambio, la libertad, la alegría de bailar. Este viejo es todo no y quejas; muy pocos son viejos sabios.

Pensamos todo el día en cosas que ya pasaron o en cosas que irán a suceder. Esto significa, por un lado, agregar tiempo y, por el otro, ver que es el ego el que piensa, no la conciencia o el intelecto profundo, por lo tanto todo estará formulado sobre un diagnóstico errado.

La mente es la otra cara del tiempo.

Nunca vivimos el momento; si se vive en el momento no se lo piensa, pues al pensarlo el momento ya pasó. Nuestra mente divide todo en períodos exactos: años, meses, horas y segundos, trabajar, jugar, reír y comer cuando sea el momento preciso, amar con un tiempo y un orden establecidos, divertirnos y hacer regalos sólo con un motivo o una fecha prefijada, adorar a los dioses según lo que nuestra cultura impone e inclusive rezarles a cierta hora exacta, que obviamente variará según el huso horario donde nos encontremos. El momento se vive con la conciencia, y para llegar a ella es el intelecto quien debe guiar a la mente.

Vimos que en la conciencia también hay tiempo (karma, registros akáshicos, arquetipos, herencia, etc.) pero en forma de programación o planificación de conducta y comportamientos. ¿Qué es o cuál es la esencia del tiempo? ¿Es un movimiento?, una sucesión de hechos, una distancia, la naturaleza de la duración, los pensamientos, una medida, una idea, no sé...

El tiempo lineal es el tiempo del reloj, de la materia, de la mente; va en una dirección como una flecha. Según esta visión nacemos, crecemos y morimos, como todo lo que está compuesto por materia.

El tiempo circular es el de las estaciones, como un ciclo, aparentemente sin principio ni fin. El tiempo en espiral es el de la vida, en los tres planos del espacio y en 4 dimensiones (espacio/tiempo). La espiral que asciende finalmente se aleja tanto que luego se vuelve a encontrar y ensamblar en sí misma *(Samsara).* El tiempo es pensamiento, dvaita: dual, sujeto-objeto. Lo advaita es atemporal. Eso es meditación, el presente es lo único fuera del tiempo.

Kala parinama es el efecto del tiempo y del clima sobre los doshas y la vida en general. El día y la noche, la niñez y la vejez, el clima... todos impactan en nuestro complejo cuerpo mente.

La memoria es tiempo y condicionamiento, mata la inocencia: el pasado a través del presente creando el futuro. Hablo de la memoria psicológica, del ego; no aquella memoria técnica u objetiva para nuestra profesión o aquellos datos útiles. La memoria es karma, es un lastre y, cuanto más se esté apegado a la memoria, más trabajo mental hay que hacer, por eso muchos individuos en la vejez están faltos de prana, quejosos, negativos, como llevando una carga.

Usamos el presente tan solo como un medio para el futuro, ergo el presente carece de importancia. El tiempo, que es continuidad, jamás puede saber lo que es eterno. La eternidad es horizontal, no vertical; está en el presente, en el ahora instante. Nunca nos podremos encontrar en el pasado o en el futuro, lo eterno y la verdad está acá, ahora, en este instante. Materia, tiempo, espacio... es todo lo mismo, todo está interconectado. El pensamiento es tiempo *(kalanam),* la conciencia es inmaterial, cuántica *(chittam).*

Existe un futuro probable, uno posible e inclusive futuros paralelos. Tanto el karma como el libre albedrío existen e interactúan entre sí. Cuando uno elige el futuro cambia, los futuros posibles y probables también se modifican. Cada pensamiento que tenemos nos saca del ahora. El ahora contiene en sí mismo todo el pasado y el futuro.

La mente es causa y consecuencia del tiempo.

La educación

Aprender es cambiar de opinión

El ser humano adquiere cada vez más conocimiento pero nuestra vida no ha mejorado mucho en cuanto a la calidad. Sabiduría no es lo que uno sabe sino lo que uno hace. Nuestras mentes se hallan tan cuidadosamente cultivadas, que llenamos el corazón con las cosas de la mente.

La mayor parte del tiempo y energía la ponemos en ganarnos la vida, en el acopio de conocimiento, de la creencia del patriotismo, de ideales y virtudes, y a las otras muchas cosas con que la mente se mantiene ocupada; así el corazón queda vacío y la mente se enriquece en astucia. Esto contribuye a la insensibilidad.

Nos enseñaron a repetir de memoria las invasiones inglesas, a sufrir por Vilcapugio y Ayohuma y a odiar a los realistas, a repetir las capitales de los países de todo el mundo, frases, fórmulas, datos, fechas... pero nunca algo profundo. Quién soy, el servicio, la meditación, la mente con sus miedos y condiciones.

Y luego se evalúa la memoria, tan solo eso. El reconocimiento es un proceso de asociación, de memoria, que es conocimiento. Falla no sólo la enseñanza sino la educación ya que enseñamos una cosa pero hacemos otra. Todo es acorde a donde nos tocó criarnos. Moral viene de *mores*, costumbre.

El conocimiento es teoría y conocer es experiencia, son dos cosas totalmente distintas. Las mentes inteligentes están por encima del conocimiento, no acumulan mapas prestados. El conocimiento es útil pero lo verdadero no está ahí. El conocimiento como tal es un fenómeno de superficie y pertenece al yo, a la mente. La sabiduría nunca se puede tomar prestada, lo que se toma prestado no es sabiduría y no quiero decir que haya que ser un ignorante, sino más bien que el hecho de acumular más y más conocimientos no ayudan mucho, y hasta puede transformarse en una barrera para las cosas profundas y sentidas de la vida.

Es muy distinto aquel que está vacío, listo para volver a llenarse pues desaprendió lo aprendido, que aquel que está vacío por ignorancia. El conocimiento prestado esconde la ignorancia. Aprender no es conocimiento aunque se lo ha identificado así, pero en realidad es al revés, cuanto más instruida es una persona, menos capaz de aprender es.

Dice Krishnamurti: "Sé que ese ave es un papagayo sólo porque me lo han dicho; por la asociación, la memoria, que es conocimiento, hay reconocimiento, y entonces digo: Es un cóndor". La palabra "cóndor" nos ha impedido mirar al ave, ése que vuela. Casi nunca miramos el hecho, sino la palabra o el símbolo que representa el hecho. Éste retrocede y la palabra, el símbolo, asume enorme importancia. Ahora bien, ¿se puede mirar el hecho, sea el que fuere, disociado de la palabra, del símbolo?

La percepción del hecho y la conciencia de la palabra que lo representa ocurren en la mente al mismo tiempo. ¿Puede la mente separar el hecho de la palabra? Ese objeto se llama árbol. La palabra y el objeto son dos cosas separadas, pero siempre miramos el objeto a través de la palabra".

Las palabras existen para comunicar, la mente misma es pues, la palabra, la experiencia, es el recuerdo del hecho en términos de placer y dolor, bueno y malo. Todo este proceso ocurre en el campo del tiempo, en el campo de lo conocido; y cualquier revolución dentro de ese campo no es revolución en absoluto, sino sólo una modificación de lo que ha existido.

Se ha vuelto a la mente torpe, letárgica, insensible, por el pensar tradicional o repetitivo, del cual forma parte la autodisciplina. Para que el proceso repetitivo termine, el disco de fonógrafo, que es el 'yo', debe ser roto; y sólo puede romperse cuando se ve el hecho, y no por el esfuerzo.

Aprender a cultivar la memoria y aprobar algunos exámenes, para adquirir ciertas capacidades o habilidades prácticas a fin de conseguir un empleo ¿es eso educación? Prepararse para tener un adecuado medio de vida es esencial. Pero eso no es todo en la vida. Hay también el sexo, la ambición, la envidia, el patriotismo, la violencia, la guerra, el amor, la muerte, Dios, la relación del hombre con el hombre, que es la sociedad, y tantas otras cosas.

Nuestros maestros y profesores parecen indiferentes. Algunos son inteligentes y cultos, pero ninguno piensa en este género de cosas. Hay una enorme diferencia entre aprender y ser enseñado. Se aprende a lo largo de toda la vida, mientras que la enseñanza termina en pocas horas o en pocos años. Y luego, durante el resto de vuestra vida, repetimos lo que se nos ha enseñado.

Lo que se nos ha enseñado pronto se convierte en cenizas muertas; y entonces la vida, que es una cosa viviente, se convierte en un campo de batalla. Actualmente somos educados para ajustarnos a esta sociedad; nuestras capacidades se desarrollan para que se pueda ganar la vida dentro del molde.

El educador tiene que ser también educado. Aunque hablen en formas muy diferentes, maestros y padres, apoyados por el gobierno y la sociedad en general, se ocupan de que se nos enseñe a ajustarnos a la tradición, a aceptar la ambición y la envidia como natural forma de vida. No les interesa para nada una nueva forma de vida, y es por eso que no se educa bien al educador mismo.

La vieja generación ha producido este mundo de guerra, este mundo de antagonismo y división entre hombres y hombres; y está en cada uno que la nueva generación siga sus pasos. Hay que ver un hecho sencillo: ni el gobierno, ni nuestros actuales maestros, ni nuestros padres, se preocupan de educarnos correctamente.

La educación es el cultivo de la mente, para que la acción no sea egocéntrica; es aprender a lo largo de la vida a derribar los muros que construye la mente para estar segura, y de los cuales surge el temor con todas sus complejidades.

Aprender es cambiar de opinión, decía el aforismo de inicio que leí en un libro de Jaime Barylko. La educación correcta se realiza por el cultivo de la sensibilidad al cambio; y a ésta hay que cultivarla, no sólo en ese particular período del crecimiento que se llama adolescencia, sino durante toda nuestra vida. Ser correctamente educado no es sólo haber estudiado historia o matemáticas; es también ser sensible a las cosas de la tierra –a los animales, a los árboles, a los arroyos, al cielo y a las otras personas–.

Dada la vorágine actual es difícil, digamos, poder no aprender, pero sí estar a tiempo para desaprender lo aprendido y empezar a educar y educarnos bien, con cosas puras y naturales, con amor y libertad sin patrones, a ver qué pasa. Demasiada cabeza, tal vez por el adelanto tecnológico nos olvidamos de lo interno. Todo para afuera, pero la sensibilidad, la alegría y la belleza, ni se enseñan ni se muestran. Crece la cabeza pero no el corazón, encima todo fomentado por nuestra educación que en vez de valorar la creatividad, valora la productividad.

Por ahora a la educación (sobre todo la escuela secundaria) la veo como llena de conocimientos prestados o leídos, mapas que indican cómo y qué hacer. Un pescado en vez de enseñar a pescar. La educación puede mejorar el nivel de vida, pero no la calidad de vida. No son sinónimos. La educación debería ser para darte riqueza interior, no sólo para hacernos más informados.

Actualmente la educación es un acto de depósito. No existe el diálogo, la crítica ni la reflexión. Se reciben los depósitos, se guardan, se archivan y se repiten.

A veces es difícil hablar con los profesores que vienen a dar una conferencia. Con los que conocen demasiados datos se hace muy difícil hablar. Saben sin saber, no se mueven de allí ni admiten otra cosa. La educación actual prepara para ser un imitador, en vez de aprender *con* y *en* la experiencia. No se puede aprender a nadar en una biblioteca.

"Una de las más importantes lecciones de la vida es aprender a ser independiente, y así entender la libertad. Esto significa independencia de los apegos, de los resultados, de las opiniones y de las expectativas. Romper con las dependencias conduce a la libertad, pero romper con los apegos no significa abandonar una relación amorosa y significativa, una relación que nutre el alma. Romper con los apegos significa poner fin a la dependencia de cualquier persona o cosa. El amor nunca es una dependencia" (Brian Weiss).

Como dice Osho, al nacer cada uno viene con una tabla en blanco, no hay nada escrito, viene con la inocencia e inteligencia más absoluta y todos nos abalanzamos contra esa inocencia, le damos un nombre y lo convertimos en lo que queremos, ya lo esclavizamos. Así vamos nosotros y nuestros hijos a la guerra por una geografía inventada por el hombre, inclusive totalmente lejana como Vietnam o Irak. O musulmanes, católicos y judíos matando en nombre de la religión (Hitler, Inquisición) u otros matando por un partido de fútbol. ¿Quién los educó?

La educación actual es pensada en el futuro pero sólo a los efectos de dar un examen, lo presente no importa. El educador debería enseñar e inducir a una conciencia más elevada. Los alumnos están hartos de aprender datos. Anotan todo para el examen: aprender de memoria y repetir tal cual. Nuestra educación hace a la gente seria y triste.

¿Y si en la escuela, en vez de historia o lengua, se enseñara música, pintura, naturaleza, servicio y camping? Debo dar mi vida (o la de mis hijos) porque a alguien se le ocurrió trazar una línea en la tierra y dividirla? Desde chico me metieron el himno y la bandera dentro de mi cabeza y uno debería defender la patria hasta con su vida.

Lo que alguna vez sirvió (patria, familia, religión) habría realmente que replantearlo. Si mis padres me hubieran tenido en Oriente, defendería otra bandera, otra religión, otra patria, otra cultura. Todo creado por el hombre. Nos llenan tanto la cabeza que hasta parece un delito si uno no quiere bautizar, circuncidar, o lo que sea, a sus hijos.

"¡Festejen Carnaval!". ¿Por qué tiramos agua en carnaval? Nadie lo sabe, pero hay que tirar agua, así como regalar huevos o roscas en Pascuas, nueces y cosas pesadas en Navidad y tantas otras tradiciones : Reyes magos, Papá Noel súper abrigado a 33 grados C (encima ahora nos quieren enchufar Halloween), misas, templos, casamientos, cumpleaños, días de la secretaria, del animal, del médico... ¡inclusive día de la mujer! ¿Por qué hay que estar contento durante una fecha en especial en vez de festejar cada momento? El único momento eterno es este momento.

Siguiendo con la educación, el que tiene inclinaciones poéticas está muy lejos tal vez de las matemáticas y el matemático no hace otra cosa que aprenderse textos de historia. Nadie respeta en absoluto a la persona, todo se fuerza a un determinado patrón.

En nuestra educación es la memoria y no la experiencia, lo que cuenta. Educar no es aprender a repetir de memoria palabras, sino a decir tu palabra creadora de cultura. Tener y no ser. Hablar sin realmente saber, sólo repetir. Fromm los llama "individuos necrófilos" que aman todo lo mecánico y lo que no crece. Sólo repiten, imitan, no arriesgan, son superficiales, sólo copias.

La relación educador-educando debería ser mutua, donde los dos aprendan del otro y crea así un diálogo crítico, puro, con amor y científico. Mientras viene esta transformación, la cultura en decadencia se niega a cambiar aferrándose cada vez más a sus antiguas ideas. A veces los individuos necrófilos nos gobiernan.

Las instituciones sociales dominantes se niegan a ceder el protagonismo a las nuevas fuerzas culturales. Como dijo Freire el educador no es sólo el que educa, sino aquel que en tanto educa, es educado a través del diálogo por el educando quien, al ser educado, también educa.

Se enseña lo mental, aritmético y calculador. Pocas veces se transmite la inocencia, el amor y la contemplación. Clasificamos, medimos, pesamos, automatizamos, analizamos. Mucho cerebro izquierdo y poco el derecho, lugar de las artes, músicas y poesías.

La educación debe ser fluida, con mucho movimiento, alegre, cambiante y sobre todo con amor. Cuando se descubrió el átomo (sin división) se creyó haber encontrado lo último. Y fue tan sólo la puerta para otro mundo totalmente distinto, otra dimensión, el cuanto.

La educación debería abrir el conocimiento, promover las relaciones ínter subjetivas, la discusión, los trabajos grupales, el servicio, la recreación, la alimentación, trabajos extra muros, interacción con la comunidad real y la virtual. La objetivación de la ciencia es momentánea.

Lo que hoy es verdad mañana se cae. Y si aprender es cambiar de opinión, educar es tomar una mente vacía... y abrirla.

La física mental

Uno se la pasa limpiando y purificando el cuerpo cuando en realidad debería purificar la mente.

A nivel cuántico, donde la energía y la materia son intercambiables, es cuando comienza la sanación. Hasta no hace mucho se decía que la célula era "el átomo de la vida", lo mínimo indispensable para vivir (como algunos gérmenes unicelulares). Luego descubrimos los virus, partículas inertes de ácidos nucleicos que toman vida gracias a un huésped. ¿Una forma más evolucionada de vida?

La piel no es simplemente un órgano de dos metros cuadrados de superficie, sino una red continua e interconectada de todo el cuerpo, que además se conecta con el Universo. Es una barra de protección pero también una lengua gigante que absorbe y transmite todo. Cuando respiramos introducimos aire en nuestros pulmones que ofrecen setenta metros cuadrados de superficie de intercambio, otra red importantísima de conexión. Si respiramos, todo el cuerpo lo hace, cada una de sus partes, entonces, es la respiración y la circulación. La coordinación ocurre en trillones de puntos y cada proceso tiene una consecuencia con el todo. Si alguien nos toca nos está tocando el Universo y toca todas nuestras células.

Cada célula se conecta con la vecina y a distancia por medio de estos tonofilamentos, hemidesmosomas (*desmo*, además de "ligamento", también quiere decir "puente" y "atadura"), integrins o integrinas, filamentos de anclaje, conexinas, etc. Mente y cuerpo son uno, un cuanto, onda y partícula, materia y energía.

El cuerpo tiene su lenguaje. Cada vez que uno habla, mueve las manos, gesticula, expresa. Por eso es física mental. Ante el dolor uno se cierra, adopta una posición fetal, se flexiona. Ante la alegría y la felicidad uno se abre, se extiende, abre los brazos, grita un gol o un resultado esperado, cualquier estado emocional trae cambios corporales y en definitiva en el todo, por esta red. Ergo todo trauma en el cuerpo altera la relación con la gravedad y los patrones de movimiento que en definitiva conducen a cambios en la estructura corporal. Al hablar de trauma corporal, también hablo de trauma emocional o psicológico crónico.

El cuerpo físico podría llamarse cuerpo químico por las reacciones que en él habitan y lo determinan, en términos cuánticos, y más precisamente en *quarks*, la distinción entre sólido y vacío es insignificante y es donde la materia y la energía son intercambiables. El cuanto de mi piel es igual al del aire o el de mi ropa. Es en esa red invisible, ese magma interlazado e inteligentísimo que no se puede ver bajo microscopio alguno (principio de Heisenberg o incertidumbre), donde la fisiología que conocemos actúa. Así, lo que uno toca cuando uno toca un cuerpo físico, no es meramente la piel sino una red continua e interconectada por todo el cuerpo e inclusive de éste con el universo.

Cada parte mental tiene su componente corporal, así el enojo, la ira y la alegría tienen patrones corporales y gestos comunes (lenguaje corporal). El cuerpo es la parte visible de la mente y del alma, y estos son la parte invisible del cuerpo. Postura es el reflejo somático del temperamento, dicen; y yo le agrego con sus influencias filogénicas, ontogénicas y "ahoragénicas". Inclusive la respiración revela los estados emocionales y mentales, de ahí la importancia de una correcta respiración ya que influye notablemente en los pensamientos.

El cuanto es onda, partícula y vacío al mismo tiempo, todos y todo estamos formados por lo mismo y nos interconectamos como un único ser, con su inconsciente colectivo flotando en un vacío misteriosamente impregnado de información. El pensamiento también está compuesto por átomos, donde los electrones giran alrededor del núcleo a 200.000 km/s (si se detuviera ese movimiento la luz se haría interatómica y por lo tanto invisible...) y ese movimiento y la cantidad de electrones existentes, determinará qué ión se ha formado.

Un átomo tiene aproximadamente 10 a la –8 cm de diámetro y el 99,9% de su masa está concentrada en el núcleo. El núcleo, formado de protones (+) y neutrones (sin carga) puede ser comparado con una nuez puesta en el medio de la cancha grande de futbol, y los electrones (-) girando sobre las tribunas bien de arriba.

Hablando de física (*fisis;* "naturaleza"; *ica:* "estudio"). Supongamos el átomo Hidrógeno (significa *formador de agua,* H_20) tiene un solo protón y un solo electrón, ergo no necesita un neutrón en el núcleo ya que el protón no tiene otro protón con quien pelearse digamos. El número de protones marca el *número atómico* (número de orden en la tabla periódica de los elementos).

La masa de un neutrón es similar a la de un protón, y ambos 2000 veces mayor que el electrón. El protón y el neutrón, en conjunto, se conocen como nucleones, ya que conforman el núcleo de los átomos; no se consideran partículas elementales, sino partículas compuestas por quarks. Al tener igual carga, los protones se repelen entre sí. Sin embargo, pueden estar agrupados por la acción de la fuerza nuclear fuerte (que el Ayurveda sin saberlo llamaba *soma*), que a ciertas distancias es superior a la repulsión de la fuerza electromagnética.

El electrón es el verdadero elemento; un electrón no tiene componentes o subestructura conocidos, en otras palabras, se lo define como una partícula elemental.

Los isótopos son las variantes neutrónicas de un elemento, así el H con un neutrón es llamado deuterio (agua pesada) y con dos neutrones (tritio), agua superpesada. Para los conocedores del Ayurveda este deuterio o agua pesada (o a veces tritio, superpesada...) es conocida como fuerza Kapha.

El H, como todos los átomos, tiene miles de millones de años y conocimientos de toda la filogenia. Al morir, muere la sustancia formada por ellos, pero no ellos (¿quedan como Registro Akáshico?, ¿Cuerdas? ¿Karma? ¿Otra Dimensión?).

La mecánica cuántica (física cuántica o teoría cuántica) es una rama de la física que se ocupa de los fenómenos físicos a escalas microscópicas. A nivel subatómico, la materia no existe con seguridad, sino, más bien, "muestra una tendencia a existir". Estas partículas no son puntos materiales clásicos, de localización precisa, sino que son paquetes de ondas (probabilistas), es decir, una superposición de movimientos (potenciales) en todas direcciones.

Nuestro cuerpo no es independiente del cuerpo del Universo, porque a nivel de la mecánica cuántica no existen fronteras definidas. Somos como una onda, una ola, una fluctuación, una circunvolución, un remolino, una perturbación localizada en un campo cuántico más grande. Ese campo cuántico más grande, o sea el Universo y nuestro entorno, es nuestro cuerpo ampliado. Por eso cada uno ve al mundo distinto, para unos es paz, amor y naturaleza, para otros quejas constantes de todo.

Nuestra fusión con el cosmos es intensa y total. Percibimos hasta los cambios climáticos en nuestros cuantos, no hay límites definidos con el todo. El espacio está lleno de actividad bajo la oculta fisiología cuántica, patrones de información e inteligencia que cuanto más se lo estudia más se aleja. Está formando cada átomo y materia del universo, de repente el vacío es el útero de lo atómico.

Un cuanto designa a un quark, un fotón, un electrón... ¿están todos conectados y se pasan informaciones? Parece ser la única forma, la matriz de la creación, la información de todo.

A nivel cuántico *en cada parte está el todo.* A nivel atómico *el todo es más que la suma de las partes*. Ambas son correctas, todo depende del observador; y existe el principio de incertidumbre. 1 + 1 es 2 en matemáticas, pero a nivel material sutil o cuántico 1 + 1 puede ser 3.

La acción de sumar dos números añade una tercera fuerza, uno es uno, pero no hay dos sin tres. Los números binarios no son sólo 0 y 1, sino la relación entre ellos, como así también la relación entre lo limitado y lo ilimitado o lo manifestado y lo no manifestado. El sujeto y lo no manifestado es uno, lo manifestado es tres.

Uno es uno. Cuando aparece otro (dos), ya hay un mundo nuevo para ambos pues ahora hay una tercera fuerza, relación o dimensión. Aparece la persona, que significa máscara (*per sono*, por donde sale el sonido, máscara). Uno es distinto con el padre, jefe, amante o supuesto enemigo. Cuando aparece otro (dos), ya hay un mundo nuevo para ambos pues ahora hay una tercera fuerza, relación o dimensión.

Según la ley universal, toda manifestación es el resultado de tres fuerzas: pasiva, activa y neutralizadora, ya que sin esta última las fuerzas activas y pasivas se oponen indefinidamente. Es por eso que la trinidad arquetípica está en todo: Padre-Hijo-Espíritu Santo; Brahma-Vishnu-Shiva; Tamas-Rajas-Sattvas; Creador-Creación y lo Creado; este libro-vos-y lo que te produce.

El amor es uno, pues si hubiera dos ya habría una tercera relación. O sea, es lo que yo, sujeto, creo que es; no lo veo tal cual es, sino que le impongo cualidades. A la vez, será distinto a como lo ven todos, pues cada uno le agrega sus propios pensamientos, su propio objeto.

En definitiva, la física cuántica descubrió que el observador determina lo observado.

Pensar es agregar el sujeto al objeto. Es decir, agregar un objeto (mis apreciaciones, imaginaciones, memoria, emociones, condicionamientos, etc.) a otro objeto.

La religión

En nombre de Dios se ha matado muchísima más gente de la que se ha salvado

La mente es la que tiene miedo de morir porque no entiende dónde está su verdadero ser. Inventa religiones, dioses, seguros sociales, sociedades, clubes, asociaciones, iglesias, templos, santuarios, etc., no quiere ni sabe estar sola.

Todas nuestras acciones nacen de pensamientos. Rituales, dogmas, religión, conducta, nacionalidades, moral, tradiciones… ¿no son acaso también inventos del pensamiento? Muchos piensan que un sacerdote es un ser superior al que uno se debe rendir y hasta contarle sus intimidades. Cuando existe una autoridad externa se crea una especie de esclavitud. Dice la filosofía Upanishads: *Aham Brahmasmi*, que significa yo soy Dios, yo soy la conciencia cósmica. Satyam, Shivam, Sundaram, Verdad, Divinidad, Belleza. La verdadera religión.

Depende de la geografía del lugar donde uno nazca, será la religión que va a tener. Y todas las religiones conllevan rezos, plegarias, oraciones o mantras, rosarios, rituales (como hacer la señal de la cruz frente a una Iglesia), confesiones, tener estampitas o figuras de dioses, santos, cruces, cantar canciones devocionales, etc. que pueden ser útiles pero la cosa no termina ahí.

Uno puede ser religioso sin un dios. La palabra dios no es Dios, la existencia y la vida es Dios. Dios no es una palabra sino una actitud. La religión no es hablar sino hacer. Casi todos somos creyentes teóricos pero ateos prácticos. El alma es el verdadero ser, el ego el obstáculo. Ser asceta o recluirse es un disfraz del ego.

Han muerto más personas por guerras religiosas que por cualquier otra causa. El infierno no es un lugar geográfico, todo es sagrado. La mente es el cielo, la mente es el infierno también. La mente tiene la capacidad de convertirse en los dos.

La mente proyecta todo hacia fuera, en realidad el hombre creó a Dios a su semejanza. Uno no es peligroso por ser ateo. Donde uno nace esa será tu religión, entonces puede ser cualquiera. Dios o la fuerza como se la quiera llamar, no conecta las acciones con sus consecuencias. Tampoco determina los hechos mundanos. Creemos en una religión pues nos da (falsa) seguridad

Al nacer no somos nada, ni hindúes, ni cristianos ni judíos. De golpe nos abalanzamos sobre el recién nacido y lo llenamos de nuestras creencias.

La religión es religar, re unir. Religar es unir la conciencia con la nobleza, más allá de toda fórmula o ritual. Es el conocimiento de nuestro profundo Ser. La verdadera religión no es repetir rituales ni palabras vanas, sino real y profundamente cambiar de mente

La religión no es amiga del pensamiento. Hipnotiza e hipnotizó por años bajo la creencia de que un sacerdote es algo especial, un mensajero de Dios a cual le tenemos que contar nuestros supuestos pecados, como si necesitáramos a alguien para comunicarnos con Dios

La hipnosis de la religión, la sociedad, los padres, la programación y el condicionamiento, pueden hacer de cualquier vida el peor de los infiernos. Las iglesias lo que dicen es cierto pero lo que no dicen es terrible. La comunión no es los domingos en misa sino con todas las cosas de la vida en todo instante.

El casamiento es una forma de esclavitud: se pueden prometer acciones pero no sentimientos. Todo ser humano nace libre, pero algunos se casan. Y luego no saben estar casados… y mucho menos estar solos. *No seré feliz pero tengo marido*, reza un libro de Viviana Gómez Thorpe.

La navidad actual (estudiosos dicen que Jesús nació en el solsticio de verano, el día 21 de diciembre), es tan sólo una fiesta económica que sirve para atender a la familia una vez al año. Pasó a ser un ritual donde nadie festeja lo que se debe; rituales como el carnaval que ya ni siquiera se sabe qué se festeja. Y pocos religiosos saben qué significa Cristo, no es por crucifixión. *Cristo* significa: *el ungido* (a los reyes se les ponía aceite para coronarlos), *el mesías*.

Ya del verdadero Jesús no queda nada, en nombre de él se ha mutilado, torturado, matado, condenado la homosexualidad, el aborto, obligado a un matrimonio y lealtad imposible de cumplir (como si eso fuera amor). Jesús nunca mencionó ni al aborto ni al homosexual ni nada de eso.

Cuando se pierde la inocencia se pierde el misterio. La memoria mata la inocencia. La religión ya es política, poder, fuerza social, nada que ver con Jesús. El devoto va ciego por la vida pues está viendo constantemente una sola cosa, no puede percibir lo demás, encima se adormece más con rituales y mantras. El exceso de devoción conlleva un defecto de pensamiento, el devoto deja de pensar, y ve la realidad con esas herramientas que venera como dioses.

Claro que también hay curas, monjes y hermanas, que realmente entregan toda su energía a un acto divino, ya sea devoción, oración, servicio, o lo que sea; actualmente he conocido hasta deportistas y artistas, lo cual también está bueno eso de que se actualicen los religiosos. Que tengan sexo, es bárbaro. Religión no es sentimentalismo ni alucinación, sino una actitud de vida mucho más allá de la creencia. Uno se cree religioso por ir a la iglesia o templo y repetir oraciones prestadas que no tienen nada que ver con su corazón. Son sólo historias mentales.

Aquel que no cree en el Dios que le vendieron pasa a ser ateo, y para muchos peligroso, deshonesto, vil... ¿cómo no va a creer en Dios?

¿Por qué esa necesidad de creer en algo?

Uno dice creo en Dios pues es más fácil creer que no creer, es mejor visto, no se pone a toda la población en contra. Son religiosos los domingos; de lunes a sábado son ateos, los domingos en misa, religiosos. Las religiones han asustado al hombre y cuando éste está lleno de miedo, está listo para someterse.

Los animales y las plantas no necesitan a Dios y son totalmente felices. No hay leones musulmanes ni católicos, hayan nacido donde hayan nacido (tampoco son argentinos ni peruanos). De nuevo, ¿cuánto se ha matado en nombre de la religión? La Iglesia (Inquisición) quería quemar a Galileo por decir que la Tierra se mueve alrededor del Sol (se retractó y pidió perdón, pero luego su famosa frase: *Eppur si muove*, "sin embargo se mueve"), a la vez de matar quemando, apedreando, látigos y torturas que, en diversas formas o distintas maneras, se siguen practicando.

Musulmanes, judíos, católicos... todo es lo mismo. ¿Acaso no todas las religiones dicen "Amar"? ¿Acaso toda la Biblia, el Gita, el Corán, etc., no dicen eso?

Muchos que leen cosas místicas y esotéricas, se sienten especiales y evolucionados, cerca de la iluminación, y no es más que el escenario ficticio que montaron de sus vidas. Sienten que dios los ha conducido al lugar adecuado para su crecimiento y evolución; inclusive creen que la información recibida es muy importante y no puede divulgarse a personas porque no tienen la capacidad para entenderla. Esta forma de arrogancia también se ve en las religiones que se sienten propietarias de dios. Si uno no sigue su culto, está perdido.

Distinto a un sacerdote o monje es el hombre religioso, está dispuesto a amar todo, su corazón es puro éxtasis, lleno de canciones y poesía y nada tiene que ver con el sexo o la moral. La existencia es lo real, Dios es la ficción. La existencia no es creación de ningún pensamiento. Hay que rendirse y estar atento al camino, a nada más. El deseo individual es secundario, del ego. No hay ninguna meta ya que es un camino sin fin. Lo que creemos que somos grita tanto que no nos deja escucharnos.

La idea no es solo estar libre de pecados, sino libres de cualquier Dios que no sea nosotros mismos.

La identificación

El apego termina hiriendo a todos

Idem significa "igual" y *ficación* viene de *facere*, "hacer", "ser". Es decir, cuando nos identificamos con algo, somos eso. Así, el mundo es como uno es. Si uno es complicado, pues, todo se torna complicado. Si uno es simple, la vida es simple.

Purificarse es librarse de la mente, pero uno vive identificado con su desequilibrado ego (*ahamkara* según el Ayurveda) lo cual implica condicionamientos y patrones de todo tipo. Este ego siempre establece condiciones para su felicidad. Donde quiera que esté o haga lo que haga, no es feliz; siempre le busca o le inventa el lado oscuro. Y demanda compañía que escuche sus quejas. El ego se queja, donde quiera que vaya no está feliz, ve el lado negativo de todo tratando de dominar al resto con sus múltiples enfermedades auto fabricadas.

Demanda compañía o alguien que lo escuche cada tanto para descargar. El peor tonto es el que se obstina e insiste que su estupidez es sabiduría. Uno se apropia o identifica con el pensamiento porque gusta o disgusta (raga-dvesha), esto es el ego que piensa, es afectado, se enamora, mora, vive en y para el pensamiento, esto es lo que genera una conducta mental, fijando la configuración transformándola en una actitud (llamada "vasana") que tarde o temprano se manifiesta en una conducta, ya que con su reiteración se transforma en hábito (karma).

Todo es un juego movido por el ego que sabe qué pensar pero no cómo pensar. Sutra o aforismo del zen: *Ser feliz es muy sencillo. Lo que es difícil es ser sencillo.*

El ego (que significa "yo", en latín) es un término difícil de definir dadas sus diferentes acepciones; quién o qué es exactamente el yo, es quizá una de las preguntas fundamentales del hombre y no sólo ha sido enunciada en la ciencia sino en diversos sistemas religiosos y espirituales a lo largo de la historia.

En las filosofías místicas orientales, particularmente en el budismo, se considera al yo como una ilusión, un engaño. El yo se presenta como un velo de la mente que induce al sujeto a identificarse con su experiencia provocándole sufrimiento. Para la filosofía Upanishads, el ser humano está representado por un carruaje tirado por 5 caballos salvajes, donde el ego, simbolizando nuestro cuerpo físico, es el carruaje; los caballos salvajes recuerdan a nuestros 5 sentidos (que para el Ayurveda son 10, 5 sentidos de percepción y 5 de acción), las riendas se corresponderían con la mente, o sea una herramienta para manejar los sentidos nada más (graficados como los caballos), y el cochero que se correspondería con el intelecto, el que maneja todo; si éste no existe o está dormido como pasa habitualmente, las riendas (la mente) solas sin comando no pueden controlar los caballos (los sentidos), y estos se desbocan: uno tira más para el sentido del gusto, otro para el voyeurismo (visión), otro para los genitales (uno de los sentidos de acción)...

El ego es el cuerpo, el carruaje que transporta el alma; es una herramienta manejada por otra herramienta que es la mente. El camino a transitar será nuestro karma, como así también lo es el carruaje y todo lo que nos tocó en esta vida (algunos nacen con carruaje de oro y en bajada, otros al revés).

Las identificaciones del ego (con el cuerpo, con la mente) más comunes tienen que ver con las posesiones, el trabajo que uno hace, el nivel social, el conocimiento, la apariencia física, las habilidades especiales, la historia personal, familiar, y también a menudo identificaciones políticas, nacionalistas, raciales, religiosas, deportivas, etc.: "yo soy viejo, soy judío, soy argentino, soy malo para las matemáticas, soy pésimo para los deportes, soy dominante, soy gritón, etc...".

El ego es un personaje que uno ha ido construyendo y nada de eso somos. Son etiquetas fáciles para seguir cómodamente en el desequilibrio. "Soy lo que tengo, soy lo que hago, soy lo que los demás piensen de mí, estoy separado de todo y todos".

El problema de identificarse con el cuerpo y/o la mente, o sea creerse que uno es eso, es lo que trae la mayor causa de sufrimiento. En toda identificación aparece la misma estructura, proyección, negación, separación e ilusión; pretende ser lo que no es y rechaza lo que es.

La identificación con el ego produce:

- Demanda.
- Negación y proyección *(avarana* y *vikshupa).*
- Comparar, prejuzgar, tergiversar y distorsionar.
- Quejas (que tampoco significa tolerar malos tratos).
- Encontrar fallas y defectos en los demás; opinar.
- Sentirse ofendido, injuriado o mentido.
- Sentir celos y envidia.
- Comparaciones, envidia, negaciones, paranoia, sabihondez, autosuficiencia, engreimiento, creerse infalible.

El ego se alimenta de los problemas y sufrimientos fabricados por él mismo y aparte atribuye a otros su infelicidad. El amor del ego es solo sexo y posesión. El ego todo justifica y defiende, más allá de que se tenga razón o no. El ego se alimenta del sufrimiento. Cuando alguien te cuenta sus sufrimientos parece estar encendido y radiante. Sabe que puede llamar la atención su dolor, todos le dicen: "*Pobre, ¡cómo sufre!*". Y cuanto más "sufren" mejor para el ego, más llama la atención. Basta que uno le diga "eso no es nada", para que el otro se enoje o se sienta ofendido (dos características del ego).

Afrontar las vicisitudes de la vida ya es un reto, pero encima tener que soportar inventarse agobios ya es otra cosa. Nos inventamos crueldades auto-aplicadas (culpas, remordimientos, cargos de conciencia… ¿de qué sirven?).

Nos creemos superiores, espirituales, especiales, y todo el mundo se cree lo mismo pues el ego nunca está satisfecho. Si todos somos especiales, entonces, al final, el común pasa a ser especial y distinto al resto. Tampoco el hecho de liberarse de cosas significa que se libera uno del ego, muchas veces es otro trofeo del ego (ahora soy *vegetariano,* soy *yogui,* soy *espiritual*, etc.). Y tampoco el hecho de no identificarse con el cuerpo significa dejar de hacer ejercicio, no tener sexo o comer cualquier cosa. El cuerpo es un templo prestado momentáneo para esta vida.

Como vimos la mayoría de las veces es el ego mismo el que se proclama ayunador, meditador o espiritual (como si fuera superior al resto). Para acercarse a la verdad sencillamente hay que eliminar las opiniones, dice el Zen (significa "meditación" en japonés).

Particularmente prefiero en vez de los renunciantes (hindúes llamados *sannayasin)*, a los que yo llamo los *absorbentes:* si te tocó vivir, disfrutalo, hacé de todo y al máximo. ¿Para qué renunciar? Lo peligroso de las drogas (aspirina, Valium, alcohol, marihuana, dulces y chocolates, vinos…, todo puede ser una droga, inclusive el trabajo) no es la droga en sí, sino la dosis.

Hay un dicho lindo en inglés que está bueno: *the more you live, the less you die* (algo así como "cuanto más vivís, menos morís". Hay muchos que se mueren sin haber vivido nunca).

Volviendo a las identificaciones, así como nos identificamos con el cuerpo o el ego, nos identificamos con muchas otras cosas como por ejemplo con las multitudes, donde uno hace cosas que jamás haría solo pues en la multitud uno se siente protegido y anónimo (ej: matar en una guerra, por fútbol, política). Dice Narosky: "La multitud tiene ojos pero no puede ver, tiene oídos pero no escucha". "De las tribunas se puede regresar, tan solo hace falta ser de masa gris", le contesta Spinetta.

La identificación con el ego como vimos me hace pensar que soy lo que tengo, lo que hago y estoy separado de todo y todos. También el apego, la ansiedad, la angustia, son parte de esta identificación con cuerpo-mente. Es nuestro apego a nuestros supuestos problemas, lo que hace que tengamos problemas.

El Ego ahamkara habla:

- "Te hago responsable de mi sufrimiento".
- "Te di los mejores años de mi vida...".
- "¿Cómo y por qué me hacés esto a mí?
- "Esto funciona gracias a mi...".

La identificación con ese ego carece de aceptación y hace a la persona vanidosa. La vanidad hace que esa persona esté siempre ofendida por algo o por alguien. Para el ego tener es ser, su felicidad siempre es externa. Además, se justifica de todo. El ego no acepta y vive quejándose. No aceptación de lo que es y de lo que pasa. No acepta lo que se va y no deja venir lo que viene. La aceptación no es una actitud meramente pasiva, tampoco es resignación, que es más cercana a frustración; la aceptación es un camino elegido, o sea una acción (aunque sea en la inacción) y como tal tiene su reacción.

Aceptación es *si pasó conviene,* como reza el sutra budista.

Primero acepto. Luego, ¿qué hago con lo que acepté? La acción correcta. Una cosa lleva a la otra, sino no termino de aceptarlo.

Aceptar significa que tengo que hacer algo con lo aceptado (o no hacer algo, pero activamente, a conciencia).

En definitiva, los problemas son creados por la mente y necesitan del pensamiento para sobrevivir. La mente no es la herramienta correcta para el verdadero conocimiento. Dice Nisargadatta Maharaj en su libro *Yo Soy Eso:* "Usted no se presta ninguna atención a usted mismo. Su mente está toda con las cosas, las gentes y las ideas, nunca con usted mismo. Póngase a usted mismo en el foco, devenga consciente de su propia existencia. Vea cómo funciona usted, observe los motivos y los resultados de sus acciones. Estudie la prisión que ha construido en torno a usted mismo, por inadvertencia. Al saber lo que usted no es, llega a conocerse a usted mismo. Una cosa es cierta: lo real no es imaginario, no es un producto de la mente. Solo observe su mente.

Todo lo que usted necesita es deshacerse de la tendencia a definirse a usted mismo. Todas las definiciones se aplican solo a su cuerpo y a sus expresiones. Una vez que desaparece esta obsesión con el cuerpo, usted revertirá a su estado natural, espontáneamente y sin esfuerzo. La única diferencia entre nosotros es que yo soy testigo de mi estado natural, mientras usted está aturdido.

Usted no necesita saber lo que usted es. Puesto que, mientras que conocimiento signifique descripción en términos de lo que ya se conoce, ya sea por percepción, o por conceptualización, no puede haber ninguna cosa tal como conocimiento de sí mismo, pues lo que usted es no puede ser descrito, excepto como negación total. Todo lo que usted puede decir es: «yo no soy esto, yo no soy eso», usted no puede decir a sabiendas «esto es lo que yo soy». Eso es una insensatez. Lo que usted puede señalar como «esto» o «eso» no puede ser usted mismo. Ciertamente, usted no puede ser otro «algo». Usted no es nada perceptible o imaginable. Sin embargo, sin usted no puede haber ni percepción ni imaginación. Usted observa al corazón sentir, a la mente pensar, al cuerpo actuar; el acto mismo de percibir muestra que usted no es lo que usted percibe. ¿Puede haber percepción, experiencia, sin usted? Una experiencia debe «pertenecer». Alguien debe venir y declararla como suya propia. Sin un experimentador la experiencia no es real. Es el experimentador el que imparte realidad a la experiencia. Una experiencia que usted no puede tener, ¿de qué valor es para usted?

Cuando la mente está en calma, nosotros llegamos a conocernos a nosotros mismos como el testigo puro. Nos retiramos de la experiencia y de su experimentador y permanecemos aparte en la presentación pura, que está entre ellos y más allá de ellos.

La personalidad, basada en la auto-identificación, en imaginarse que uno es algo: «yo soy esto, yo soy eso», pero sólo como una parte del mundo objetivo. Su identificación profunda con el cuerpo y la mente se rompe.

Al decir Yo, el ser humano se separa de todo lo que percibe como ajeno al Yo: el Tú; y, desde este momento, el ser humano queda preso en la polaridad. Su Yo lo ata al mundo de los contrapuntos que no se cifran sólo en el Yo y el Tú, sino también en lo interno y lo externo, mujer y hombre, bien y mal, verdad y mentira, etc. El ego del individuo le hace imposible percibir, reconocer o imaginar siquiera la unidad o el todo en cualquier forma. Usted no está en su cuerpo y mente, éstos están en usted".

Nuestro entendimiento no hace otra cosa que desmenuzar la realidad en pedazos más y más pequeños llevándolo así al análisis. Nuestra inteligencia es la llave para romper la identificación por medio del auto conocimiento y auto transformación, ya que una de las causas del sufrimiento humano depende de lo sometidos que estemos a las exigencias y deseos de nuestro ego.

Inteligencia es discernimiento, auto indagación, aprendizaje, educación profunda, auto conocimiento, juicio. Es el fuego guardián de lo que entra por los sentidos y quién profundamente sabe lo que está bien o lo que está mal por medio del discernimiento o elección correcta. El fuego hace ver, de noche sin fuego no puedo discernir nada. Sin intelecto la mente no puede ver. Finalmente, cuando uno deja la identificación de lado, aparece la libertad.

¿La libertad de qué? ¿O para qué? Como dice Wayne Dyer, para:

- Liberarse de la necesidad de ganar.
- Liberarse de la necesidad de tener razón.

- Liberarse de la necesidad de ser superior.

- Liberarse de la necesidad de tener más.

- Liberarse de la necesidad de identificarte con tus logros.

- Liberarse de tu fama.

Como tenemos la capacidad de liberarnos de nuestros deseos y miedos, también tenemos la capacidad de caer en ellos.

La libertad es la otra cara de la responsabilidad, palabra esta última que Osho divide en dos partes: responder y habilidad. Yo no soy libre para perjudicar al otro, pero sí soy libre de renunciar a la basura alrededor mío, a trabajo y compañías que no satisfacen mis Ser, puedo renunciar a lugares donde es difícil crecer… y esto no es renuncia sino conciencia.

Ahora la electricidad y las máquinas nos permiten una vida de lujos y mucha libertad; en cambio los rituales, los casamientos, las tradiciones… todo va en contra de la libertad. No es necesario cambiar al mundo, cada uno debe cambiar primero y luego así cambiará el resto, pues nosotros somos parte.

Por otro lado, ¿cómo se puede cambiar a alguien?, ¿alguien cambió alguna vez porque otro lo obligó a que cambie? Sólo existen la comprensión y la transformación.

La libertad no significa caos y que pueda hacer lo que me plazca, pues conlleva responsabilidad. La identificación con el ego que hace que el pensamiento se vuelva compulsivo y genera apego; y el apego, a cualquier cosa o persona, trae miseria, límites y destrucción de la libertad.

Tal es así que el Buda definió al apego como la base de todos los sufrimientos. Y de nuevo con Osho: "Hay algo más sublime que el amor y es la libertad. Por eso quien vive en libertad le tiene miedo al amor". Corrigiendo el apego, cambiamos totalmente nuestro mundo.

El apego a la enfermedad, a los vicios, a los errores que defendemos como si no lo fueran, a los fracasos, a los miedos, a las miserias, a las personas, al intelecto, al egoísmo, a las drogas, inclusive al servicio, y cuántos mas apegos podríamos nombrar... Escucha cómo rumorea tu mente constantemente sobre el problema de turno. Pero hay una manera de callarla, no trates de ponerla en blanco cuando algo no te lo permite; pero cámbiale el rumbo. A diario nos suceden cosas, a diario tenemos nuevas experiencias y aprendizajes. Detenla simplemente cambiando el objetivo de tus pensamientos."Los egos en la pareja producen celos, posesión (es *mi* mujer, o *mi* marido), dominio, control, viven haciendo las paces... una forma atenuada de odio".

La mayor parte del sufrimiento humano es innecesario. Es creado por uno mismo mientras la mente sin timón maneje nuestra vida. El ego genera culpa y la culpabilidad es, de todos los desequilibrios de comportamiento, la más inútil ya que gasta energía en el presente por algo que ya pasó. Y todos sabemos que no existe culpabilidad, por grande que sea, que pueda cambiar la historia.

Por otro lado, estar identificado con la mente es estar atrapado en el tiempo: la compulsión de vivir a través de la memoria y de la anticipación crea una preocupación constante con el pasado y el futuro. Si se usan estas etiquetas durante un tiempo lo suficientemente largo, uno empieza a creérselas para el resto de sus días. La identificación con la mente le da a ella más energía, la observación como testigo se la retira.

Las etiquetas permiten evitar el riesgo y el difícil trabajo de tratar de cambiar; el ego sufre continuamente de complejo de inferioridad, por eso si alguien alimenta un ego, éste estará dispuesto a agrandar el suyo a cambio, es un acuerdo mutuo de egos.

Esto lo leí por ahí, figuraba como autor desconocido: Sólo cuando estás bien contigo mismo puedes estar bien con los demás. Sólo cuando manejas tu soledad puedes manejar una relación.

Necesitas valorarte para valorar, quererte para querer, respetarte para respetar, y aceptarte para aceptar, ya que nadie da lo que no tiene dentro de sí. Ninguna relación te dará la paz que tú mismo no crees en tu interior. Ninguna relación te brindará felicidad que tú mismo no construyas. Sólo podrás ser feliz con otra persona cuando seas capaz de decirle bien convencido: "No te necesito para ser feliz".

Sólo podrás amar siendo independiente, hasta el punto de no tener que manipular ni manejar a los que dices querer. Sólo se podrá ser feliz cuando dos personas felices se unen para compartir su felicidad, no para hacerse felices la una a la otra. Para amar necesitas una humilde autosuficiencia, necesitas autoestima y la práctica de una libertad responsable. Pretender que otra persona nos haga felices y llene todas nuestras expectativas es una fantasía narcisista que sólo trae frustraciones.

Nos hemos educado en la idea de la "media naranja", en que somos seres incompletos que necesitamos del otro para hallar la sensación de plenitud. Los cuentos de hadas siempre terminan con el encuentro del príncipe azul y el consabido "y vivieron felices". Y creemos en esos cuentos. Y nos empecinamos en habitarlos.

Entonces aparecen frases como "el otro me hace sufrir", "el otro no comprende" y permanecemos atados a relaciones donde seguimos esperando que algo externo a nosotros cambie, y nos traiga la paz, el equilibrio, el amor, la felicidad. Nada encontraremos en el otro si primero no lo hallamos en nosotros. Es un largo proceso que puede tomarnos toda la vida, y al transitar ese camino, nos encontramos con partes nuestras que preferiríamos no reconocer, con dolores, con miserias personales... pero vale la pena.

Antes de acudir al encuentro del otro, deberíamos intentar el encuentro con nosotros mismos, pero con nuestro profundo ser, que no es ni el cuerpo ni la mente. Para Krishnamurti, si no se entiende lo que es la mente, no se entenderá tampoco el cuerpo, sino tan solo su anatomía. Entender el proceso mental, el cómo y porqué se originan los pensamientos, quién está detrás del que piensa, darse cuenta de lo que uno realmente es. Para ello es importante entre otras cosas estar alerta, estar muy atento al momento de ahora y en cada momento de mi vida, qué estoy diciendo y haciendo. Nuestra actual moralidad se basa en el pasado o el futuro, en lo tradicional o lo que debería ser. Lo que debería ser es el ideal en oposición a lo que ha sido, el futuro en conflicto con el pasado. La no-violencia es el ideal, aquello que debería ser. Y lo que ha sido es la violencia.

Lo que ha sido proyecta lo que debería ser; está proyectado por su propio opuesto, y lo opuesto contiene el elemento de su propio opuesto. Siendo violenta, la mente proyecta su opuesto, el ideal de la no violencia. La verdad no es opinión; la verdad no depende de ningún líder o instructor, es un hecho, no una opinión.

Lo ideal, lo que debería ser, no nos ayuda a comprender lo que es; al contrario, impide la comprensión.

La enfermedad

La enfermedad no se crea a nivel material si no a nivel mental

El cuerpo tan sólo es el depósito de los pensamientos. El cuerpo humano es considerado como una máquina que puede analizarse desde el punto de vista de las partes.

La enfermedad entonces se analiza desde el punto de vista de las partes y la tarea de los profesionales de la salud es intervenir, física o químicamente, para corregir la disfunción de una parte del motor o lo que sea. Lo biológico pasa a ser la única y suficiente explicación.

Entonces nos vamos concentrando en fragmentos cada vez más pequeños del cuerpo perdiendo de vista la humanidad del paciente y limitando el gran poder de la auto-curación. Así, siguiendo nuestra cultura, todos podemos sacar beneficios de la enfermedad. El beneficio secundario de estar enfermos. Hay una relación íntima y sumamente ínter influyente entre salud y educación. Dice León Benasayag: "Primero se lanza la droga al mercado, luego se le asigna una enfermedad".

El cuerpo es capaz de producir cualquier respuesta bioquímica. Las drogas no crean ninguna función nueva, modifican las que ya están. Como vimos en el capítulo de Conciencia, el curandero, chamán o brujo atienden con criterios holísticos fomentando la auto-curación por medio de ceremonias y ritos que influyen en la mente del paciente. Ellos tienen la capacidad de entrar en un estado no ordinario de conciencia con objeto de tomar contacto con un mundo cósmico y atemporal en nombre de los miembros de su comunidad. Ellos creen que la enfermedad es falta de armonía en el orden cósmico y trabajan con el subconsciente colectivo y social compartido con toda la comunidad. La visión chamánica del universo concibe a los seres humanos integrantes de un sistema ordenado, coincidiendo exactamente con la teoría moderna integral de la naturaleza. Sus terapias siguen un enfoque psicosomático, aplicando técnicas espirituales y mentales a las enfermedades físicas. Contrariamente al psicoanálisis, el chamán no trabaja con el subconsciente individual, sino con el colectivo y social compartido por todos.

En definitiva, el uso de fármacos (la gran mayoría de origen vegetal o derivados de ellos) no es más que la continuación de las plantas y yuyos de aquellos brujos que curaban y aún lo siguen haciendo. La reacción psicológica del paciente con su médico es el aspecto más importante de la terapia pero los estudios indican que las intervenciones biológicas resultan útiles en casos individuales pero influyen poco en la salud del conjunto de la población pues el factor principal que determina la salud de una población no es la intervención médica, sino el comportamiento de los seres, la naturaleza de su entorno y su alimentación. Muchos médicos no tienen en cuenta la influencia que las circunstancias no biológicas ejercen en los procesos biológicos.

La visión mecanicista y cartesiana del organismo humano reduce la enfermedad a una avería técnica y la terapia médica a una manipulación mecánica. En este modelo de salud y enfermedad las fuerzas emocionales carecen de importancia, sin tener en cuenta que cualquier emoción altera el cuerpo humano. Muchos médicos tratan entonces enfermedades y no enfermos. Importa más el análisis de laboratorio que la evaluación del estado emocional, social y familiar del paciente.

La enfermedad, por su lado, hace más sincera a la gente. Allí uno es auténtico, se deshincha el ego, se cuestionan formas de vida, se abandonan pretensiones de poder. Elegir es renunciar (buena frase), cada decisión supone un sacrificio y estos generan ansiedad. Muchos quedan indecisos ante el conflicto ya que no terminan de elegir. Toda decisión libera, el conflicto crónico consume energía y al final siempre volvemos a lo mismo: no mente, alimentación sana, meditación y deporte. Para cualquier enfermedad y mejor aún, para prevenirla.

Ya Hipócrates hablaba de los aires, las aguas y los sitios, a la vez de *Primum non nocere* ("Lo primero de todo es no hacer mal") y *vis naturae medicatrix* ("fuerza natural a la curación"), dos de los pilares del Ayurveda. Y a propósito del Ayurveda, éste propone lograr un equilibrio de salud más elevado mirando no sólo la medicina tradicional fisiológica, sino el plano cuántico donde materia y energía son intercambiables, junto con la meditación, es una forma de llegar a contactar con nuestro propio campo cuántico. Para el Ayurveda, entonces, la salud es un equilibrio entre las influencias ambientales, los modos de vida, la alimentación y el estado mental.

Ayurveda suele descubrir el inicio de un desequilibrio en el organismo, antes que se manifieste en forma grave, ya sea por cambios de comportamiento (pacientes más sensibles al frío, el deseo repentino de dulces o salados, cambios en el sueño, etc.).

La salud, entonces, requiere de un equilibrio entre las influencias ambientales. Los humores y las pasiones deben estar en equilibrio. El hecho es conocido: un estrés prolongado suprime al sistema de defensa. El cáncer, más que un enemigo de afuera, debería verse como un derrumbe interno. Alimentación, higiene, educación, saneamiento, pobreza, desnutrición, agua potable.... Ahí está el verdadero cambio en la salud.

Muchas prácticas médicas traen más sufrimientos que curas. La enfermedad es un enemigo a vencer y se le aplica todo el arsenal terapéutico, en esta visión parcial es que se van perdiendo los aspectos espirituales, cósmicos y psicológicos de la enfermedad. Tampoco es fácil. En la asistencia médica en la Universidad Maimónides tratamos de atender en forma holística al paciente, que entiendan cuán responsables son de lo que les pasa y nos encontramos una y otra vez con un paciente al que no le convence eso. Quiere el antiinflamatorio o el tranquilizante.

De todas maneras, con la clonación, el conocimiento del mapa genético y todas esas cosas, ya se podrá decir:

"Quiero un hijo de 1,80 m, ojos marrones, sin escoliosis y en lo posible de temperamento apacible. ¡Ah! Y haceme dos, por las dudas de que le pase algo a uno (como de repuesto, digamos)". ¡Qué será del pobre ser humano! Que la ciencia siga con conciencia, sino vamos camino a auto destruirnos. Por primera vez en la historia de la humanidad el ser humano está capacitado para destruir toda vida en el planeta.

Volviendo a la enfermedad, la consigna es: cambio de mente, la llave de todo. A causa de su condicionamiento social y cultural, a las personas les resulta muy difícil descargar su tensión nerviosa de manera sana y, por lo tanto, escogen la enfermedad como escape. Si esa enfermedad queda eficazmente bloqueada por una intervención médica, seguramente esa descarga se hará en otro plano, ya sea biológico (gastritis), psicológico (neurosis, histeria) o social (irritables, violentos). Entonces, logramos reducir las enfermedades físicas para aumentar las mentales o las sociales. Si se cura la contractura pero persiste la causa, lo único que se hizo fue cambiar una contractura por una gastritis, angina de pecho, cambios sociales (más irritable) o psicológicos. La patología simplemente muda a otro plano.

Todos vivimos con estrés: mucho trabajo (o nada), plata que no alcanza, familia (marido, mujer, hijos, padres o todos juntos)… consciente o inconscientemente buscamos la solución afuera: "Doctor, vengo a que me saque esta contractura", "Me tiene que curar" y otros que directamente solicitan la receta de Valium, Lexotanil o similar. Entonces, ¿qué hace si tiene un puñal clavado en el estómago y le duele? La respuesta es obvia ya que haga lo que haga, hasta que no se saque el puñal no va a dejar de doler; es decir, la idea es ir a la causa del dolor y no taparlo, ya que el dolor es una circunstancia maravillosa que nos avisa que algo anda mal. En estos casos es igual, si tengo una contractura importante por estrés, haga lo que haga, si sigo estresándome, el dolor va a continuar (con el agravado de gastritis por los antiinflamatorios o el acostumbramiento por el Valium). La mejor terapia para la contractura es que ésta no aparezca. Y hablo de contracturas pero podría estar hablando de cualquier problema biológico, psicológico y/o social. Nosotros les abrimos la puerta a las enfermedades.

Debe existir un equilibrio entre el dar y tomar, si uno no da (ciencia, dinero, amor) se asfixia con lo tomado. Si se suspende el dar no hay cabida para ninguna entrada. Se recibe en la medida que se da. Si no estoy vacío, no puedo recibir nada.

Se impone un cambio de vida, un cambio de mente. Y mientras eso ocurra es menester hacer ejercicio físico. El ejercicio actualmente no es tan necesario para el cuerpo sino para la mente; durante el ejercicio se transpiran los pensamientos.

Para atender a los demás, primero hay que atenderse uno mismo, sino es imposible. Imagínense ir a una consulta por un dolor de rodilla y le preguntan al paciente qué hace y éste responde: "Me la martillo todos los días". Pues hasta que no pare de "martillársela" (estar excedido de peso, no hacer actividad física, etc.) no va a existir cambio alguno importante por más tratamiento bueno que haya. Acá es similar, si tengo que hacer alguna actividad para canalizar mi estrés diario y no cambio de forma de vida (porque de eso se trata), el tratamiento sólo será pan para hoy y hambre para mañana. La prevención es más barata que el tratamiento, tanto humana como económicamente. No a las drogas analgésicas, relajantes o facilitadoras del sueño.

Sana (y poca) alimentación, ejercicio, y no mente, ésa es la consigna.

El espíritu y la espiritualidad

Saber algo intelectualmente y aplicarlo son dos cosas distintas

El alma, el espíritu, el amor… no son cuestiones mentales. Todo lo que diga cada uno de nosotros acerca del espíritu y la espiritualidad no va a ser verdad, tan solo será su verdad. Habiendo aclarado esto, podríamos filosofar y decir que el espíritu y la materia pueden verse como polos de la misma cosa, a diferencia que a la materia llegamos fácilmente y al espíritu es imposible llegar, pues en realidad uno ya está en él. En ese espíritu está la semilla o inteligencia que volverá a dar vida, a otra alma y otro cuerpo.

Cuando un cuerpo inerte recibe el aliento del espíritu, se inicia la vida y se forma el alma (el término védico para denominar el alma es *atman*). Por el contrario, al momento de la muerte, el alma abandona el cuerpo y regresa al espíritu (*purusha*) de Dios, el Ser cósmico, la inteligencia cósmica, o como se lo quiera llamar.

El alma (el término griego para denominar el alma o ánima es *pneuma*, raíz que significa "aire", como en la palabra "neumático", por ejemplo) es el aliento de vida dado por el espíritu Dios. Un alma viviente es creada cuando el aliento de vida del espíritu entra en el cuerpo. La unión de cuerpo y espíritu la constituyen. Dios es espíritu, es invisible, no puede ser destruido ni dañado, no se cansa, no envejece ni muere pues es atemporal, no tiene pecado pues no tiene materia.

El cuerpo y el alma son expresiones de la misma conciencia, a diferencia que el alma acepta la incertidumbre, el estar en dos lugares a la vez, en fundir espacio/tiempo. El alma es el ser viviente en sí mismo. Por eso, muchas veces, la palabra alma se utiliza para describir a un ser viviente ("no hay un alma"). Cuando el alma viviente pierde el aliento de vida, queda solamente el cuerpo que, privado de él, vuelve al polvo. En definitiva, el cuerpo es la parte visible del alma y el alma es la parte no visible del cuerpo. Por eso cuerpo y alma no están divididos, cada uno es parte del otro.

El espíritu es la presencia de Dios en el hombre conformando su alma.

La palabra "espíritu" viene del latín *spiritus*, que significa "inspiración", "aliento"; y aliento (aire, prana) es sinónimo de vida.

Según la filosofía Samkhya (base del yoga y del Ayurveda), el espíritu es llamado Purusha y la materia, Prakriti. Según la filosofía Vedanta es llamado Brahman y la materia, Maya. No confundir alma con aura, que es la energía o campo energético de radiación luminosa multicolor que rodea a las personas y objetos.

Un alma viviente nueva es creada cuando el aliento de vida del espíritu entra en el cuerpo. La unión de cuerpo y espíritu la constituyen. Por debajo de todo lo que existe en el campo relativo, está el campo absoluto, el Ser puro eterno, inamovible y no cambiante.

El Ser es la base del pensamiento y éste, de la acción. La ley cósmica dice que ese es el estado absoluto de conciencia pura que no conoce el cambio. La mente es la ola, el ser es el océano, la ola nace y muere en el océano; todo vuelve a él. Cuando el cuerpo inerte recibe este espíritu, nace el alma y comienza la vida; por el contrario, al momento de la muerte, el alma abandona el cuerpo y regresa a Dios.

Así, el espíritu es la fuente de vida y energía de todo. Todos tenemos una misma fuente, pero con diferentes grados de conciencia y vibración. Podemos comparar al espíritu con una usina cuya corriente eléctrica distribuye energía a todo.

La ciencia es muy objetiva: pruebas concretas, objetivables, percibidas directa o indirectamente, medibles, razonables. En cambio la espiritualidad es subjetiva, no mensurable, es la ciencia de la conciencia. Nadie niega la ciencia (microscopios, RNM, digital) pero sin conciencia la ciencia da armas nucleares, desechos tóxicos, calentamiento global, medicamentos que intoxican.

Por otro lado, la religión sin ciencia se transforma en tradiciones tontas, supersticiones, creencias y actos ilógicos.

La palabra dios no es Dios, no se puede hablar acerca de Dios. Como alguna vez dijo Einstein: "La ciencia de la conciencia comienza cuando termina la ciencia material". La espiritualidad está encapsulada en supersticiones e ilógicas tradiciones. Hasta el siglo XIX en India se quemaba vivas a las mujeres una vez que moría el marido y aún hoy se siguen haciendo sacrificios de animales. Aún hoy le eligen el marido a los 12 años sin siquiera conocerlo, y nuestras madres debían llegar vírgenes al matrimonio. La espiritualidad quedó encapsulada en supersticiones e ilógicas tradiciones.

Quien espere pesar, medir y calcular las cosas espirituales con métrica material fracasará sin remedio, pues nunca obtendrá la deseada prueba. Los aparatos físicos sólo sirven para objetos físicos, y el mundo espiritual no tiene peculiares aparatos con que registrar sus fenómenos. Así dice la Bhagavad Gita:

"Nunca nació el espíritu ni nunca dejará de ser.

La muerte no lo toca, aunque parezca muerta la casa en que mora.

Nunca hubo tiempo en que no fuera, más allá del principio y del fin.

Sin nacimientos, muertes ni mudanzas, permanece el espíritu por siempre".

Cuando dormimos profundamente, es decir, sin sueños o imágenes oníricas, el tiempo no existe pues no hay noción de mente ni cuerpo y sin embargo existimos. Pues *"eso eres tú"* como reza el sutra védico conocido en sánscrito como *tat tvam asi*, sin mente ni cuerpo, mi verdadero Ser; alma, espíritu, eso es lo que soy. El espíritu y el alma tienen su expresión física, a la vez de su nexo con el cuerpo, en una glándula misteriosa llamada Pineal que veremos luego.

En Los Vedas, se habla de *sat chit ananda,* verdad + conciencia + bienaventuranza. La clave para llegar a la felicidad y la espiritualidad es la conciencia, allí está el éxtasis eterno. El espíritu es algo que es inamovible, para que sea ananda o dicha, primero hay que ser, y luego tomar conciencia. Muy importante es el *satsang*, o las buenas compañías. Es difícil ser elevado o espiritual si se es parte de una pandilla o barra brava. Por el contrario, un camino con atajos y más corto, podría ser la guía de un verdadero gurú o maestro. Tan solo con verlo una vez, la comunión ya está, la vía energética está establecida.

Y dicen que ni siquiera es necesario verlo, para establecer el vínculo. El hombre es el único animal que tiene que trabajar para ser hombre. Trabajar su conciencia, digamos. Vimos que el perro nace y ya es perro, el elefante también, no tienen que hacer nada al respecto. El hombre es distinto, tiene conciencia, puede elegir ser espiritual, vegetariano, carnívoro, mendigo, maestro o asesino. Se considera superior al hombre del resto de los animales por su poder de raciocinio, su inteligencia y su libre albedrío para manejar sus emociones, sentimientos y pensamientos. Pero si todo esto pasa a dominarlo a él, entonces se transforma en un animal más, en un nivel inferior.

Por debajo del hombre están los animales, plantas e insectos, ellos son casi autómatas, gobernados por un espíritu superior o espíritu de grupo. Los hay para cada especie y no se apartan jamás de su principio de vida y armonía, sencillamente pues no pueden, no tienen libre albedrío ni inteligencia. Por arriba del hombre están los maestros ascendidos, seres cósmicos, dioses y reencarnaciones, quienes tampoco se apartan jamás de sus principios, ya que los trascendieron, están más allá de los mismos. En el medio estamos los pobres humanos luchando con nuestra feroz y mentirosa mente.

En el hombre, la espiritualidad es trascender al egoísmo, tener respeto, ética, estética, ser heroico, moral; el servicio, lo humanitario y lo altruista y también la creatividad, originalidad, siempre actuando con discernimiento, alegría, amor, cooperación, responsabilidad.

Lo sagrado nunca es un pensamiento y nada que sea mental es sagrado.

La glándula Pineal o Epífisis

Con respecto a la glándula pineal vemos que está íntimamente ligada con lo espiritual. Se la relaciona con el sexto chakra (intuición, telepatía, telekinesis, clarividencia, sincronía). La glándula pineal, cuerpo pineal o epífisis es un órgano que sincroniza la liberación de melatonina. Esta hormona, inductora del sueño, se forma a partir de la serotonina, hormona del bienestar y tranquilidad. La Pineal tiene muchas otras funciones todavía no estudiadas profundamente. En muchos animales constituye el sistema óptico accesorio, y por tanto es así considerada un transductor neuroendocrino y un «reloj biológico». Recordamos que, metafísicamente hablando, esta glándula es el resabio del único ojo central que tenían los habitantes de Lemuria, civilización anterior a la Atlántida.

La Pineal mide aproximadamente 1 cm de longitud y 5 mm de ancho. Sus dimensiones pueden cambiar con la edad, no obstante, a partir de los siete años, esta glándula sufre una progresiva involución en la mayoría de las personas. Existen muchos datos que sugieren que la secreción de la glándula pineal rige las actividades cíclicas, sueño-vigilia o ritmo circadiano. Las modificaciones lumínicas influyen en su actividad, sobre todo en su producción endógena, lo cual pone de relieve que hay un oscilador interior que determina los ritmos intrínsecos. La oscuridad estimula su liberación.

La Pineal es un centro de poder superior místico, produce melatonina durante la noche merced a un estímulo nervioso procedente de la retina y de diferentes núcleos cerebrales. Mientras que la luz frena la producción de melatonina, la oscuridad estimula su síntesis en todas las especies animales incluyendo el ser humano. La producción de esta hormona es máxima durante la infancia, desciende durante la pubertad y sigue bajando con el paso de los años. La meditación estimula su producción y liberación. En el ser humano la melatonina actúa entre otras cosas, como un sincronizador de la temperatura corporal y del ciclo sueño-vigilia. Este efecto es el que permite acelerar el acoplamiento al horario local tras un viaje transoceánico, el que reduce el efecto del jet-lag o mal de los husos horarios y puede ser útil para las personas con turnos de trabajo rotatorios (meditar en los viajes). Además regula las estaciones del año y los ciclos hormonales relacionados con la reproducción. La melatonina a la vez es un poderoso antioxidante, que protege a las células frente al daño causado por los radicales libres, y tiene propiedades antienvejecimiento y anticancerígenos. La oscuridad y la meditación activan, despiertan, masajean, estimulan, y equilibran a la glándula pineal.

Volviendo a la espiritualidad, mucho creen que el camino espiritual es alejarse del sexo, cuando no hay nada más puro y sentido que el sexo espiritual, sin mente. El sexo puede ser un pilar importante en la espiritualidad, por otro lado es el principio de conservación de la especie. Si todos fuéramos espirituales célibes se acaba la raza humana. No es un objeto el otro, no se puede poseer.

Ser espiritual no es abotagarse o embotarse el cerebro con rituales y rezos. Si uno se queda en los rituales, rezos y devociones pero no actúa, no sirve de nada. Si uno sólo actúa, lo otro no es necesario. Por más devoto que uno sea o piense todo el día en Dios si no hay transformación y acción no alcanza. Amar de manera incondicional no significa hacerlo a cualquier precio, eso no es amar, es padecer, es manipular. Amar de manera incondicional es expresar la sabiduría de soltar al ser amado para que, aun si elige estar sin uno, pueda ser feliz libremente. Eso sí es amor incondicional.

El verdadero servicio es silencioso. Y con esta cosa espiritual uno también puede ser divino y espiritual sin tener que adorar a nadie, ni ir a templos ni a misas, o recitar automáticamente oraciones. La espiritualidad implica una experiencia, no solo de libros; es necesaria su práctica. Es una cuestión de actitud y no de lectura pasiva, implica un conocimiento empírico, basado en la experiencia. Se puede resumir en cuatro aspectos:

1. Hay que hacer, no hablar. No existen las palabras, solo las acciones.

2. Contrariamente a las creencias, la espiritualidad es una ciencia.

3. Ciencia del auto conocimiento y refinamiento, lo que lleva a una transformación de la personalidad.

4. Cambiamos con la acción, no con la opinión; nadie creó un nuevo mundo preocupándose, sino haciendo.

La espiritualidad depende de lo que uno es, no de lo que hace como ritual.

Palabras finales

ॐ

Al final, todo está bien.
Y si no está bien, es que todavía no es el final.

Con ciencia y amor,
Fabián Ciarlotti

www.maimonides.edu
www.facebook.com/ayurveda.ciarlotti
ciarlotti.fabian@maimonides.edu
fabianciarlotti@fibertel.com.ar

Índice

Introducción 7
La conciencia, el espacio 9
La mente, el tiempo 25
La educación 37
La física mental 47
La religión 55
La identificación 61
La enfermedad 75
El espíritu y la espiritualidad 83
Palabras finales 93